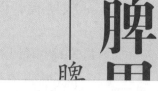

脾胃津论
——脾胃中医治验心得录

主　编　陈卫建

副主编　陈滨海　高文仓　杨　静　岳跃兵

编　委（按姓氏笔画排序）

许海莹　杨　婷　杨　静　邹丽珺

张高堆　陈卫建　陈文君　陈滨海

岳跃兵　袁晨逸　高文仓　曹　颖

章俞昕　程　霜　蔡　妍

人民卫生出版社
·北京·

图书在版编目（CIP）数据

脾胃问津论：脾胃病中医治验心得录 / 陈卫建主编
. —北京：人民卫生出版社，2022.7
ISBN 978-7-117-33111-1

Ⅰ.①脾… Ⅱ.①陈… Ⅲ.①脾胃病—中医临床—经
验—中国—现代 Ⅳ.①R256.3

中国版本图书馆 CIP 数据核字（2022）第 084901 号

人卫智网	www.ipmph.com	医学教育、学术、考试、健康，
		购书智慧智能综合服务平台
人卫官网	www.pmph.com	人卫官方资讯发布平台

脾胃问津论——脾胃病中医治验心得录
Piwei Wenjinlun——Piweibing Zhongyi Zhiyan Xindelu

主　　编：陈卫建
出版发行：人民卫生出版社（中继线 010-59780011）
地　　址：北京市朝阳区潘家园南里 19 号
邮　　编：100021
E - mail：pmph @ pmph.com
购书热线：010-59787592　010-59787584　010-65264830
印　　刷：三河市博文印刷有限公司
经　　销：新华书店
开　　本：710×1000　1/16　印张：12
字　　数：209 千字
版　　次：2022 年 7 月第 1 版
印　　次：2022 年 7 月第 1 次印刷
标准书号：ISBN 978-7-117-33111-1
定　　价：59.00 元

打击盗版举报电话：010-59787491　E-mail：WQ @ pmph.com
质量问题联系电话：010-59787234　E-mail：zhiliang @ pmph.com
数字融合服务电话：4001118166　E-mail：zengzhi @ pmph.com

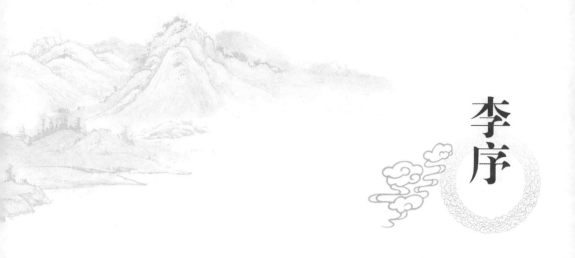

　　据世界卫生组织统计,胃病在人群中发病率高达 80%。中国有肠胃病患者1.2 亿,可以说是"胃病大国"了。尽管当今世界医疗技术飞速发展,但仍然存在许多难点和疑点,例如慢性萎缩性胃炎伴有肠化,西医学对于这些难点和疑点尚缺乏有效的治疗手段,而中医学所包含的丰富理论和经验或许能使患者有"绝处逢生"的机会。陈卫建教授学验俱丰,在脾胃病及肿瘤病的诊治方面有丰富的临床经验和心得体会。陈卫建教授在杏林中耕耘了多年,能够把自己的临床经验和学术理论总结出来,我想,这对人民的健康与中医学术的发展是有益的,这既是一种贡献,也是一种责任。

　　从古至今,中医学重在传承。陈卫建教授是我的学生,如今学生亦传有学生,这就是中医学的传承。今陈卫建教授携弟子十余人著成《脾胃问津论——脾胃病中医治验心得录》一书,是在新时代发掘传统中医药学宝藏的一种努力尝试,精神可嘉,读者必将有所收获!

　　特为之序。

李佃贵

国医大师

2021 年 12 月 25 日

前言

中医药是中华民族的瑰宝,为中华民族的繁衍生息起到了重大作用。中医药学也是唯一完整保存着中国古代科技文化全部要素的民族医学,是世界医学史上传承至今仍生生不息发挥着重要作用的极其少数的医学文明之一,是中华民族历史长河中一颗璀璨的明珠。特别是新型冠状病毒肺炎疫情发生后,中医药在救治患者过程中发挥了重要作用,引起社会高度关注。国家提出"促进中医药振兴发展",这是我国传统医药焕发青春的机遇,也是传承和发扬传统中医药文化的重要机遇。

由笔者发起,携弟子十余人于2020年组织了《脾胃问津论——脾胃病中医治验心得录》编写筹备组,总结了笔者对脾胃病病因病机、治法的认识,对脾胃良性病变、恶性病变的中医诊疗经验,以及针灸外治法在脾胃病中的运用心得,经过对资料加以综合、审定、规范、编辑,最终形成本书。

期望此书可成为中医师的帮手,能为救治患者尽一份绵薄之力。为此,特别感谢各位编委的辛勤工作和人民卫生出版社的大力支持,然由于时间仓促,且编委水平有限,加之中医药学临床实践不断发展变化,书中可能存在一些不足或疏漏之处,敬请广大读者批评指正并及时反馈意见,以便我们不断修订完善。

编者

2022年3月

目录

第一章

脾胃病病因病机概要

第一节　脾胃的生理

一、脾胃的藏象理论

脾胃在中焦,为后天之本、气血生化之源,五脏六腑、四肢百骸皆赖以所养。脾胃的生理主要表现为:脾主运化,主升清,主统血,主肌肉,主四肢;胃主受纳、腐熟水谷,主通降。脾为太阴湿土之脏,喜温燥而恶寒湿,得阳气温煦则运化健旺;胃为多气多血之腑,有喜润恶燥之特性,既需阳气蒸化,亦需津液濡润,以助腐熟水谷、通降胃气。脾胃互为表里,一纳一化,一升一降,燥湿相济,共同完成水谷的受纳、精微化生及输布、升降、统摄等功能。

脾主运化,指脾气将饮食水谷转化为水谷精微,并将其吸收、转输到全身脏腑的生理功能。一般按其运化的对象分为运化"谷食"与运化"水饮"。运化谷食,指脾气将谷食化为谷精,并将其吸收、转输到全身脏腑的生理功能。谷食入胃,经胃腐熟后,变为食糜,下传于小肠以进一步消化。谷食的消化虽在胃和小肠中进行,但必须经脾气的推动、激发作用,才能完成。小肠中的食糜,在脾气作用下经进一步消化后,分为清、浊两部分。其精微部分(即清的部分),在脾气作用下由小肠吸收,再经脾气的转输作用输送到全身,分别化为精、气、血、津液,内养五脏六腑,外养四肢百骸、筋肉皮毛。脾气转输精微的途径与方式有二:一是上输心肺,化生气血,通过心肺布散全身;二是向四周布散到其他脏腑,即《素问·玉机真藏论》中所说"脾为孤脏,中央土以灌四傍",《素问·厥论》中所说"脾主为胃行其津液者也"。脾气的运化功能强健,称为"脾气健运",指脾能为化生精、气、血等提供充足的原料,脏腑、经络、四肢百骸以及筋肉皮毛等组织就能得到充足的营养而发挥正常的生理功能。脾气的运化功能减退,称为"脾失健运",则可影响谷食的消化和精微的吸收,而出现腹胀、便溏、食欲不振,乃至倦怠、消瘦等精气血生化不足的病变。运化水饮,指脾气将水饮化为水精,即津液,并将其吸收、转输到全身脏腑的生理功能。水饮的消化吸收亦在胃、小肠和大肠中进行,但又必须经脾气的推动、激发作用才能完成。脾气转输津液的途径及方式有四:一是上输于肺,通过肺气宣降输布全身;二是向四周布散,"以灌四傍",发挥其滋养濡润脏腑的作用;三是将胃、小肠、大肠中的部分水液经过三焦下输膀胱,成为尿液生成之源;四是居中枢转津液,使全身津液随脾胃之气的升降而上腾下达,肺之上源之水下降,膀胱水府之津液上升。脾气健运,津液化生充足,输布正常,脏腑形体官窍得养。脾失健运,或为津液生成不足而见津亏之证,或为津液输布障碍而见水湿痰饮等病理产物,甚至导致水肿。《素问·至真要大论》说:"诸湿肿满,皆属于脾。"临床治疗此类病证,一般采用健脾化痰、健脾燥湿利健脾利水之法。

胃主受纳水谷,指胃气具有接受和容纳饮食水谷的功能。饮食入口,在胃气通降作用下,由胃接受并容纳于其中,故胃有"太仓""水谷之海"之称。由于机体精、气、血、津液的化生都依赖于饮食水谷,故胃又有"水谷气血之海"之称。胃主受纳,既是胃主腐熟功能的基础,又是饮食物消化吸收的基础。因此,胃主受纳功能的强弱,可从食欲和饮食多少反映出来;胃主腐熟水谷,指胃气将饮食物初步消化,并形成食糜的功能。容纳于胃的饮食物,经胃气磨化和腐熟作用后,精微物质被吸收,并由脾气转输至全身;而食糜则下传于小肠进一步消化。胃气的受纳、腐熟水谷功能,必须与脾气运化相互配合,唯有纳运协调,才能将水谷化为精微,进而化生精气血津液,供养全身。

脾胃的病理主要表现为运化、受纳、升降、统摄等功能的异常。若脾胃运化水谷精微的功能减退,则消化吸收功能失常,出现泄泻、腹胀等病症;运化水湿功能下降,则可产生湿、痰、饮等病理产物,发生痰饮、泄泻等病症。若胃受纳、腐熟水谷及通降功能失常,可致食欲不振,并影响中气之运行,以致发生胃痛、胃痞及便秘等病证;若胃失和降、胃气上逆,则可出现嗳气、恶心、呕吐、呃逆等病症。

脾胃水谷纳化亦受助于肝、肺、心、肾四脏:肝主疏泄,促进脾胃运化,胃主受纳,有赖肝之疏泄而不致呕吐、嗳腐吞酸。脾主运化,有赖胆汁助运。肺朝百脉,主气主治节,肺气宣发,外主皮毛,肺气肃降,通调水道。水谷精微输脾归心,经肺朝百脉而主治节,或化生宗气,贯心脉而行呼吸;或化为卫气,经肺宣发,外主皮毛;或行气于腑,腑精神明;或流行于四脏,气归于权衡。《灵枢·决气》云:"上焦开发,宣五谷味,熏肤、充身、泽毛,若雾露之溉。"其清而浊者,由肺气肃降,通调水道,或由汗出,或下输膀胱,由溺而出。心主血脉,血脉有输送营养与排泄废物的功能。水谷精微输脾归心,经肺宣发肃降,而成气化之功。肾藏精,寓命火,养后天。《医贯》云:"中焦无形之气,所以蒸腐水谷,升降出入,乃先天之气,又为脾胃之主,后天脾土,非得先天之气不行。"

《素问·太阴阳明论》曰:"阳道实,阴道虚。"既言脾病多虚,胃病多实,又揭示了脏与腑在生理、病理、病证方面的规律,指出足太阴脾经和足阳明胃经虽相为表里,但由于两者经脉循行部位不同,又有阴阳之分,故脾病与胃病在性质上存在此虚彼实的不同。脾为脏,藏精气,精气对生命而言是重要精微物质,不能妄泻,但易耗伤精气而致"虚";胃为腑,主传化物而不藏,但病易产生积滞而致"实"。《素问·太阴阳明论》曰:"太阴阳明为表里,脾胃脉也,生病而异者何也? 岐伯对曰:阴阳异位,更虚更实,更逆更从。"

《素问·五脏别论》曰:"水谷入口,则胃实而肠虚,食下,则肠实而胃虚。"这是饮食入口后在肠胃里面经过消化、吸收、传送的过程。

《张氏医通·杂门》:"然胃之土,体阳而用阴,脾之土,体阴而用阳。"脾胃阴阳异性,体用不同,故其生理功能不同。

《脾胃论·脾胃虚则九窍不通论》:"夫脾者,阴土也,至阴之气,主静而不动;胃者,阳土也,主动而不息。"

《外经微言》:"少师问曰:脾胃皆土也,有所分乎? 岐伯曰:脾,阴土也;胃,阳土也。"明确提出脾胃为土,宜分阴阳。盖脾为脏属阴,胃为腑属阳。

《临证指南医案·脾胃》:"盖胃属戊土,脾属己土,戊阳己阴,阴阳之性有别也。"

二、脾与胃的联系与区别

脾与胃的关系主要体现在水谷纳运相得、气机升降相因、阴阳燥湿相济三个方面。从脾胃生理功能看,胃为"水谷之海",脾之所以能运化水谷精微,皆在于胃对食物的受纳腐熟,这也是气血生化初始的环节。从脾胃生理特性看,初步腐熟的水谷及糟粕进一步下传至小肠及大肠,有赖于胃气的通降。而脾主升清,将胃腐熟的水谷精微运送至肺,通过肺的宣发与肃降,上行头脑,下达膀胱,外至皮毛。正如《诸病源候论·脾胃诸病候》中云"脾胃二气相为表里,胃受谷而脾磨之,二气平调,则谷化而能食",说明脾胃两者水谷纳运相得。脾胃居中,脾气主升而胃气主降,相反相成。脾气升则肾气、肝气皆升,胃气降则心气、肺气皆降,故为脏腑气机上下升降的枢纽。《素问·阴阳应象大论》中云:"清气在下,则生飧泄,浊气在上,则生䐜胀。"从侧面说明了脾胃气机升降是相辅相成的。脾喜燥而恶湿,胃喜润而恶燥,脾胃五行同属土,而脾属太阴湿土,胃属阳明燥土,两者燥湿相济,故《临证指南医案》说:"太阴湿土,得阳始运,阳明燥土,得阴自安。"

脾胃的区别则主要有以下四个方面:

1. **升降运纳有别**　脾主运化,胃主纳食,脾宜升则健,胃宜降则和。阳土为病,浊阴不降;阴土为病,清阳不升。运指转运输送,化指消化吸收,脾主运化,是指脾具有把水谷化为精微,并将精微物质转输至全身的生理功能。脾的运化功能包括运化五谷与运化水液两方面。胃主腐熟与脾主运化不同。胃主腐熟指食物在胃内经过胃阴胃阳的作用进行初步的物理性与化学性消化,形成食糜,如釜中煮粥。脾主运化包括运与化两重含义,化又含传化与变化之意。运化即指食物在小肠内经过脾阳的磨运与脾阴的化物,进行彻底的物理性与化学性消化,形成水谷精微与食物糟粕。其中,水谷精微吸收入血,输肺归心,食物糟粕传化下行。故腐熟不利者,多见嗳腐酸臭,呕吐,吐出物多为食物或食糜,纵有泻下,亦为完谷不化。运化不利者,多泻下黏稠稀便脂滴,或臭如败卵而无完谷,纵有呕吐,亦为呕吐黏稠如糊,而并非完谷。

2. **润燥喜恶不同**　阳明燥土,喜润而恶燥,润则受纳通降,燥则关格不入。太阴湿土,喜燥而恶湿,燥则运化升清,润则腹满自利。太阴阳明有表里中见之联系。《素问·六微旨大论》曰:"阳明之上,燥气治之,中见太阴……太阴之上,湿气治之,中见阳明。"《素问·至真要大论》曰:"少阳太阴从本……阳明厥阴不从标本从乎中也。"阳明本燥而标阳,中见太阴湿化,从太阴中见之化。盖阳明喜润而恶燥,必赖中气太阴湿化,故阳明燥土得阴自安。若中见不及,燥则从本而为阳明腑实证,热则从标而为阳明经热证。若中气太过,阳明亦可见湿证,张隐庵说:"如胃中虚冷,水谷不利,食谷欲呕,脉迟恶寒,此阳明感中见阴湿之化也。"太阴本湿而标阴,中见阳明燥化,故太阴湿土得阳则运。因其标本同气,故从本以概其标。太阴从本则为寒证、湿证而见呕、利、腹痛,实亦为中气阳明燥化不及。

3. **寒热虚实不同**　阳土为病,多实多热;阴土为病,多虚多寒。故曰实则阳明,阳道实也;虚则太阴,阴道虚也。其原因有二:一为阳土所生在君火(《外经微言》),其火易动而生实热,故胃火宜弱不宜强;阴土所生在相火,其火易衰而生虚寒,故脾阳宜强不宜弱。故《伤寒论》云:"阳明之为病,胃家实是也。""太阴之为病,腹满而吐,食不下,自利益甚,时腹自痛。"又立泻心汤,治胃火心下痞,泻心者,泻心中君火也。二为阳土主外上,阴土主内下。张介宾曰:"外邪多有余,故阳道实,内伤多不足,故阴道虚。"有余者多热,不足者多寒,是故胃火恒多有余,脾阳每有不足。

4. **气血多少不同**　《素问·阴阳应象大论》曰:"阴阳者,血气之男女也。"《素问·血气形志》曰:"阳明常多气多血……太阴常多气少血。"胃为多气多血之腑,故阳土之病,日久由气入血而多胃脘定时而痛、痛引及背,或呕血、便血,或血瘀癥瘕,舌紫暗,脉涩。故胃溃疡、溃疡性结肠炎、消化道出血、消化道肿瘤等病多发生于阳明阳土。阴土之病,日久生化乏源而唇甲苍白、面色无华、心悸失眠、舌淡、脉细弱。

《温病条辨·中焦篇》:"湿之入中焦……有伤脾阳,有伤脾阴,有伤胃阳,有伤胃阴……彼此混淆,治不中窾,遗患无穷,临证细推,不可泛论。"

三、脾胃与其他脏腑之间的联系

(一)火不暖土,虚寒内生

心与脾胃之间,心火对脾胃的温煦作用可以促进脾胃的腐熟和运化功能的正常发挥,若心气不足、心阳不振则温运失司,可致脾胃健运失常而形成虚寒内生、痰饮中留之证,症见心悸怔忡、胸脘憋闷、畏寒肢冷、面色㿠白;若心气不足则血运无力,亦可致脾胃经脉瘀滞不畅而形成气虚血瘀之证,症见胃脘疼痛、神疲、形寒、面色淡白、舌淡胖苔白润,或舌紫暗,舌下络脉迂曲扩张,脉细弦或涩。另外,若思虑过度,不仅暗耗心血,且由于思则气结而影响脾的运化功能而见食欲减退甚则厌食等;反之,若脾虚则心血化源不足,或脾不统血而致血液妄行,均导致血虚而心无所主,以上两种情况均可致心脾气血两虚证的发生;当然临床亦可见心火亢盛,热传于脾而致心脾积热证或心肝热盛传脾等。

(二)肺脾疾病,母子相传

在肺、脾胃病变关系方面笔者注重的是病变的母子相传。五行中脾肺为母子关系,发生病变时,易母子相传,或母病及子,或子病犯母,脾肺病变之母子相传主要表现在气的生成、水液代谢及气机调畅方面。李东垣在《脾胃论·肺之脾胃虚论》中指出的"脾胃虚则肺最受病"即言脾胃内伤,其中最受其累的是肺。正如若脾胃虚弱,气之生成乏源,土不生金,母病及子,每致肺气虚弱;或脾失健运、水湿潴留、聚为痰饮,上贮肺窍,可致肺失宣发肃降,出现咳喘痰鸣等症。反之,肺病亦往往伤及脾胃,即子病犯母。肺主一身之气,气的生成与肺脾两者相关,若肺气虚弱或气之生成不足,则致脾气亦虚或肺脾气虚;同理,若肺金不足亦可累及胃致胃阴亦亏,而见肺胃阴虚;若肺调节气机和水道的功能失调,可影响脾气的升清及胃肠的降浊,从而出现肺脾气陷、肺及胃肠气滞等证。

（三）肝失疏泄，木郁克土

脾胃纳化功能正常的前提是其气机的升降协调，而肝之疏泄是调节脾胃气机升降之关键，故肝失疏泄是脾胃病的重要病理机制之一。《素问·生气通天论》中有"岁木太过，风气流行，脾土受邪"之说，汉代张仲景《金匮要略》也有"夫治未病者，见肝之病，知肝传脾，当先实脾。"的著名论述。临床所见，若肝气郁结，肝失疏泄，横逆犯脾，导致脾失健运、胃失和降，症见两胁胀痛、不思饮食、腹胀、便溏、嗳气频频、并随情志变化而增减等，称之为"木郁克土"，临床具体又可分为肝郁脾虚和肝胃不和。明代张介宾在《景岳全书》中对"木郁克土"的论述较详尽，他说："怒气伤肝，则肝木之气必侵脾土，而胃气受伤，致妨饮食。"若脾胃失和，水湿内停，湿困脾阳，或湿郁化热，熏蒸肝胆，导致肝失疏泄、胆热液泄而见纳呆、便溏、脘腹痞闷、呕恶甚至黄疸等症，称之为"土壅木郁"；再者，肝失疏泄，郁而化火，可见肝胃郁热，若灼伤胃阴、耗伤脾气，又可致脾胃之气阴亏损、运化无力，临床可见饮食减少、经常便秘、口舌生疮、食后脘闷、腹胀矢气、乏力困倦、轻度浮肿、大便溏，舌体淡胖、舌苔白腻等；肝郁日久，气滞而血瘀，也是胃络瘀血留滞、中焦气机不畅之因；另外，外寒侵袭肝脉致寒滞肝脉时也多涉及脾胃而见头痛、呕吐等。

（四）肾虚内寒，反侮脾土

肾为先天之本，脾为后天之本，先后天之互资互化失调在人体疾病发生方面有重要意义，肾阳对脾胃之温煦作用和肾阴对脾胃之濡润作用同等重要，若肾精、肾气亏乏，对脾胃的温煦和濡润功能下降，则致脾肾气虚，或胃阴不足；甚则肾阳不足，不能温煦脾阳，肾水反侮脾土而致脾肾之阳皆虚，则脾胃运化功能不足，见脘腹冷痛、喜温喜按、畏寒肢冷、下利清谷或五更泄泻、腰膝酸痛、水肿等；或肾阴不足，日久阴虚而热生，加重脾胃之阴的亏损，导致虚火上炎而出现便秘、口疮等久久不愈。肾主水液，肾中阳气之蒸腾气化助脾运化水液，若肾阳虚，则脾运水液失职，使水液在脏腑或肌肤潴留则出现肿胀。

脾胃为病，可影响其他脏腑；他脏异常，亦可影响脾胃功能。脾胃与肝肾关系尤为密切。脾为后天之本，肾为先天之本，相互为用。若脾虚运化不足，五脏之精少而肾失所养，肾阳虚衰则脾失温煦，运化失职，可致泄泻、水肿等病症。肝木疏土，助其运化之功；脾土营木，利其疏泄之用。若肝郁气滞，乘侮脾胃，则脾胃不健，可致胃痛、腹痛等病症。因此，胃痛（吐酸、嘈杂）、胃痞、呕吐、噎膈（反胃）、呃逆、腹痛、泄泻、痢疾、便秘等病症虽归属于脾胃，亦与肝肾等其他脏腑相关。

第二节　脾胃病的病因

一、感受外邪

(一) 外感六淫

外感六淫之邪,皆可损伤脾胃。风、寒、湿三邪为阴邪,为病每合太阴脾家,多《伤寒论》直中太阴之证。暑、燥、火三邪为阳邪,为病每合阳明胃家,多《伤寒论》之阳明病。由于暑邪兼有湿热二性,为病每多两伤脾胃。同时,六气伤人,必随人身之气而化。故脾虚感邪则易寒化而归太阴,胃实感邪则易热化而合阳明,故曰:"实则阳明,虚则太阴。"

(二) 外感疫疠

疫疠之邪,每从口鼻而入,内归脾胃,发为恶寒壮热,身痛如被杖,苔白厚如积粉,或暴痢下血,或挥霍撩乱。

二、内伤七情

内伤七情,滋助心火,火旺则乘于土位,脾胃乃伤。或因七情伤心,扰胃神,胃神浮越,脾胃阴阳失衡而病。或七情伤肝,肝气郁结则木不疏土,肝升太过则木来克土。七情之中,尤以忧思怒与脾胃关系最为密切。忧伤肺,肺无宣发之机则清阳不升;肃降不行则浊阴不降,大肠腑气不通。怒伤肝,木旺克土则升降逆乱;木旺生火则土燥水枯,脾阴胃液不足。思则气结,废寝而忘食,多痞满纳呆,不思饮食。另外恐伤肾,则二便不收。

三、饮食劳逸

1. **伤于饮食**　饮食所伤有伤饮、伤食的不同。

(1)伤饮:伤饮则三焦水道不利而心下痞满、肠中水鸣、吐清涎,或渴欲饮水,水入则吐。

(2)伤食

1)饥饱失宜而纳运失司。

2)饮食不洁而外邪入中,或诸虫内生。

3)饮食偏嗜,如嗜辛、甘、咸,或喜肥甘厚味酒酪,均助湿热,耗伤气阴而脾胃乃伤。

2. 劳逸过度 劳逸过度有过劳、过逸不同。

(1)过劳:有劳力、劳心、劳房之分。

1)劳力:劳力伤气,脾胃乃诸气之根,气耗则脾胃乃伤。

2)劳心:思则气结,脾胃乃气机升降之枢,气结则脾胃升降不行而纳运失司。

3)劳房:劳房则伤肾,先天枯竭,久之后天亦乏。

(2)过逸:过逸则气机不行,元气不升,脾胃乃伤。

《脾胃论》云:"脾胃之病,皆先由喜、怒、悲、忧、恐,为五贼所伤,而后胃气不行,劳役饮食不节继之,则元气乃伤。"

四、禀赋不足

先天禀赋不足,元气虚弱,脾胃失于先天之养而病。

五、久病误治

(一)久病

久病虚损之人,损自上而下者,一损损于肺,二损损于心,三损损于胃;损自下而上者,一损损于肾,二损损于肝,三损损于脾,故久病皆传脾胃。

(二)误治

凡药三分毒,倘医者不知顾护胃气,则脾胃因之受病。故脾胃之病,其因于误治者亦多。

第三节　脾胃病的病机

太阴阳明之性,不外阴阳虚实、升降纳运、润燥气血而已;阴阳、润燥、气血,皆水火之别称,且升则运化,降则受纳,故升降失常而致纳运失司、病邪留聚,日久则生化乏源而传五脏六腑、肢节形骸而百病由生是脾胃病的基本病机。

一、升降失司

(一) 太阴不升,清阳下陷

1. 热中　脾胃虚弱,阳气不足(阳气不能生长,是春夏之令不行,五脏之气不生),阴气有余(浊阴不降)。清阳不得上升于天(心肺),反下注于地(肝肾,谷气下流,变生湿虫),扰动相火(藏于肾而寄于肝,其上系于心);或因劳役动作,肾间阴火沸腾;或因七情妄动,资助心火,火旺则乘于土位。《脾胃论·饮食劳倦所伤始为热中论》曰:"既脾胃气衰,元气不足,而心火独盛。心火者,阴火也。起于下焦,其系于心,心不主令,相火代之;相火、下焦胞络之火,元气之贼也。火与元气不两立,一胜则一负。脾胃气虚,则下流于肾,阴火得以乘其土位。"故土虚气陷、火乘湿胜为内伤热中证的基本病机,气火失调、水火失司为其主要病理变化。《素问·阴阳应象大论》云:"壮火食气,气食少火;壮火散气,少火生气。"心主火,土主气,土虚则木旺,木旺则生火,壮火则食气而为内伤热中之证。

2. 寒中　土虚日久,则子(土)盗母(火)气,所谓气食少火而为土虚火衰水泛寒中之证。

3. 下行极而上　此物极必反之证。太阴气虚下陷,陷极反升,症见呕吐、呃逆、反胃,多为胃气衰败之征,治当九分升提,一分沉降,正所谓治脾当九升一降。

(二) 阳明不降浊阴上泛

1. 浊阴不降　阳明胃与大肠均以通降为顺。阳明寒中热中皆可致腑气不降而出现呕吐、噎膈、嗳气、反酸、痞满、便秘等。

2. 上行极而下　此亦物极必反之证。阳明腑气不降,升极反降而见泻痢腹痛,或下利清水,或利下完谷,当通因通用,宜下之证。

3. 升降逆乱,清浊相干　太阴不升,则清阳不升;阳明不降,则浊阴不降:清浊相干,命曰乱气。《灵枢·五乱》曰:"黄帝曰:何谓相顺而治? 岐伯曰:……四时者,春秋冬夏,其气各异,营卫相随,阴阳已和,清浊不相干,如是则顺之而治。黄帝曰:何谓相逆而乱? 岐伯曰:清气在阴,浊气在阳,营气顺脉,卫气逆行,清浊相干,乱于胸中,是谓大悗。故气乱于心,则烦心密嘿,俯首静伏;乱于肺。则俯仰喘喝,接手以呼;乱于肠胃,则为霍乱;乱于臂胫,则为四厥;乱于头,则为厥逆,头重眩仆。"《灵枢·阴阳清浊》曰:"受谷者浊,受气者清。清者注阴,浊者注阳。浊而清者,上出于咽;清而浊者,则下行。清浊相干,命曰乱气。"太阴肺脾主气,故曰受气者清,清者注阴;阳明胃与大肠主谷,故曰受谷者浊,浊者注阳。

胃气降则水谷(浊气)由咽入胃,胃泌糟粕,下注大肠,化精微,转输于脾,脾气升则水谷精微(浊而清者)上出于咽,散精于肺,肺气宣则上焦开发,宜五谷味,熏肤、充身、泽毛,若雾露之溉,其清而浊者下输膀胱。若上焦太阴肺气不宣、中焦太阴脾气不升则清阳不升,中焦阳明胃气不降,下焦阳明大肠腑气不通则浊阴不降。升降逆乱而清浊相干是乱气病的基本病机。呕吐下利、咽肿噎膈、口苦口腻、二便不利或伴心烦心悸、咳嗽喘呼、厥逆昏仆、目眩耳聋、失眠健忘、神昏谵语是乱气病的主要临床表现。

二、纳运失司,病邪留聚

(一) 纳运失司

降则受纳传导,升则运化升清,升降不行而纳运失司,日久气、血、痰、火、湿、食等病邪停聚;内生诸邪又可困扰脾胃,阻遏升降而纳运失司,从而形成恶性循环。故导致脾胃纳运失司的原因有二:一为升降不行,二为病邪困扰,两者互为因果。诸邪之困扰脾胃者,以湿热为甚。因脾喜燥恶湿,湿性缠绵黏滞,困扰于脾,则水谷不运;胃喜润恶燥,热困于胃,则善饥不纳;湿与热合,热得湿则郁遏不解,湿得热则蒸腾莫制,脾胃两伤,则不饥不食。

(二) 病邪留聚

1. 饮食积滞(谷道) 脾胃虚弱则升降不行、纳运失司而饮食积滞;食积一成,则又困扰脾胃,阻遏升降。罗东逸说:"食填太阴,抑遏少阳之气,碍其升路;食填胃口,阻住膻中之气,碍其降路。"食积的特征为嗳腐吞酸、泻下完谷、臭如败卵,法当消导;日久化热生燥而成阳明腑实,法当攻下。

2. 痰饮水湿停聚(水道) 三焦者,水谷之道路。上焦肺为水之上源,中焦脾主运化水液,下焦肾蒸腾气化,大肠膀胱主水液之所出。水之制在脾,脾胃虚弱则三焦水道不利而痰饮水湿停聚,困扰脾胃。

3. 气血水火逆乱(气道)

(1)水亏:此即脾胃阴虚之证。水源不足,则火乘土位,耗竭脾阴胃液而津伤水枯。

(2)火炽:多食积化火或湿郁化火或气滞化火或阴虚火旺。

(3)气滞:脾胃为人体气机升降之枢,脾胃虚弱,升降不行,一身气机皆滞。

(4)血瘀:气滞则血瘀,气虚推动无力而血亦凝滞,症见少腹疼痛,大便色黑而小便自利。

三、胃神浮越

脾胃藏神,以运阴阳,阴(脾阴胃阴)阳(脾阳胃阳)调和,则水谷纳化。若胃神浮越,则脾胃阴阳失和,水谷纳运失司,气机升降不行而生口感异常、梅核气、胃痛、厌食、痛泻等症,多因情志而作。

第四节　历代医家关于脾胃病的学术思想概要

一、先秦及秦汉时期(形成及奠基阶段)

《黄帝内经》奠定了中医脾胃学说的理论基础,其有关条文涉及脾胃的解剖形态、生理功能、病理变化、病因病机和诊治预防等各个方面。《素问·灵兰秘典论》"脾胃者,仓廪之官,五味出焉"是对脾胃功能的高度概括。

《素问·太阴阳明论》曰:"土者,生万物而法天地……脾与胃以膜相连耳。"由此可知从形态上脾与胃是两个相邻的不同的脏器。

《素问·经脉别论》曰:"饮入于胃,游溢精气,上输于脾。脾气散精,上归于肺,通调水道,下输膀胱,水精四布,五经并行。"条文中概括了水谷入于胃后化生精微及其输布的全过程,明确指出了脾主运化,胃主受纳,脾胃是运化、传导输布的系统。

《素问·玉机真藏论》曰"脾为孤脏,中央土以灌四傍",《素问·平人气象论》曰"人以水谷为本,故人绝水谷则死",《素问·阴阳应象大论》曰"脾生肉"等均是对脾胃生理功能的早期论述。

《素问·痿论》曰"脾主身之肌肉",开后世"脾主肌肉""脾主四肢"理论之先河。

《灵枢·玉版》曰"胃者,水谷气血之海也",指出脾胃是气血生化之源,统摄血液运行。说明人体不能离开水谷精微的滋养作用,即离不开脾主运化的生理功能。

《灵枢·本输》曰:"大肠小肠皆属于胃,是足阳明也。"脾胃功能可以说是基本代表了整个消化系统的功能。

在脾胃的病因病机方面，《黄帝内经》为脾胃病的辨证作了纲领性的指导。《素问·痹论》中"饮食自倍，肠胃乃伤"的论述，指出了饮食不节可致脾胃疾病。

《素问·阴阳应象大论》曰"思伤脾"。《素问·生气通天论》曰"因而饱食，筋脉横解，肠澼为痔，因而大饮，则气逆"，"阴之所生，本在五味，阴之五宫，伤在五味"。《灵枢·脉度》曰"脾气通于口，脾和则口能知五谷矣"。《素问·至真要大论》曰："诸湿肿满，皆属于脾"。《灵枢·师传》曰"胃中热则消谷，令人悬心善饥，脐以上皮热……胃中寒，肠中热，则胀而且泄"等，这都是脾胃病因的重要论述。

《素问·举痛论》曰"思则气结"，指出了情志失调则脾胃气机升降失常而致病。《素问·举痛论》曰"寒气客于肠胃之间，膜原之下，血不得散，小络急引，故痛"说明外邪亦是脾胃受损的病因。

《素问·太阴阳明论》曰："阳道实，阴道虚。"精辟地阐述了足太阴脾、足阳明胃的生理功能及病理特点。正常生理条件下，胃实脾虚；病理条件下，胃病多实，脾病多虚。

《黄帝内经》中诸多经典的阐述对后世脾胃学说的发展产生了非常深远的影响，如"饮食自倍，肠胃乃伤""胃不和则卧不安"的脾胃的病因观，称得上经典金句并延续至今。《素问·阴阳应象大论》言脾"在志为思，思伤脾"，对脾胃病的情志致病具有重要的指导意义。《灵枢·本神》中"脾藏营，营舍意，脾气虚则四肢不用，五脏不安，实则腹胀，经溲不利"的观点，与明代张介宾"能调五脏，即所以治脾胃也，能治脾胃，而使食进胃强，即所以安五脏也"的观点一脉相承。

在治疗上，《黄帝内经》也为后世调治脾胃病创立了指导原则。《黄帝内经》提出的"脾苦湿，急食苦以燥之"，"脾欲缓，急食甘以缓之"，"用苦泻之，甘补之"，"中满者，泻之于内"，"其实者，散而泻之"，"治痿独取阳明"等，这些法则已经成为后世医家所遵循的圭臬。

《难经》对脾胃做了一定的补充论述，首次描述了脾胃的解剖学形态：《难经·四十二难》曰："脾重二斤三两，扁广三寸，长五寸，有散膏半斤，主裹血，温五脏，主藏意。"这是对脾的解剖和功能的论述。《难经·十六难》曰："假令得脾脉，其外证面黄，善噫，善思，善味；其内证当脐有动气，按之牢若痛；其病腹胀满，食不消，体重节痛，怠惰嗜卧，四肢不收。有是者脾也，无是者非也。"这是对脾胃病的病症特点的论述。

张仲景所著的《伤寒杂病论》是理论联系实际，融理、法、方、药于一体的经典著作。张仲景非常重视脾胃在人体发病和辨证论治中的作用。自始至终渗透着护胃气、存津液的思想,对脾胃论思想多有贡献,确立了以健脾顾胃为本的基本治则。

在继承《黄帝内经》学术思想基础上,张仲景提出"见肝之病,知肝传脾,当先实脾"的既病防变思想和"四季脾旺不受邪"的未病先防理论,尤其是"四季脾旺不受邪"实为李东垣"内伤脾胃,百病由生"观点之源流。

张仲景在《伤寒论》中论及脾胃失调病症的主要为阳明病篇和太阴病篇。阳明病篇中论述病因的包括第 179 条"问曰:病有太阳阳明,有正阳阳明,有少阳阳明,何谓也? 答曰:太阳阳明者,脾约是也;正阳阳明者,胃家实是也;少阳阳明者,发汗利小便已,胃中燥烦实,大便难是也",第 181 条"太阳病,若发汗,若下,若利小便,此亡津液,胃中干燥,因转属阳明。不更衣,内实,大便难者,此名阳明也"。从这两条条文可以看出,阳明病成因主要包括两种情况:其一是他经传来,其二是阳明病自病。

太阴病的病因可分为三种情况:其一是外邪直中,或七情、饮食、劳倦内伤,脾胃虚弱,运化失职;其二是脾胃两脏先天不足,即所谓脾胃素虚;其三是他经病证失治误治,损伤中阳,脾胃受损从而转为太阴病。

张仲景重视脾胃,在《金匮要略·脏腑经络先后病脉证》中提出了"四季脾旺不受邪"的发病理论。充分说明了"脾"与抗御疾病能力之间的关系,认为只有脾胃的功能健旺,人体才能健康。

二、魏晋隋唐两宋时期(补充和发展阶段)

魏晋南北朝至唐宋是医学理论全面发展的时期,出现了许多药物学、方剂学及临床专著,从不同方面推动了脾胃学说的发展,使脾胃理论得到进一步的补充。

隋代巢元方所著《诸病源候论·卷二十一》专列"脾胃病诸候"一门,论述了5 个脾胃病的证候,讨论了脾胃生理功能的相互关系,以及这种关系被破坏后的病症表现。从病因、病机、证候、预后等方面进行阐述,开拓了从病理角度研究脾胃病证的途径,也是脾胃病理学的最早记载。《诸病源候论》继承了《黄帝内经》脾胃藏象理论之精髓,重视脾胃的生理功能。《诸病源候论·湿䘌诸病·湿䘌候》曰:"脾与胃合,俱象土,胃为水谷之海,脾气磨而消之,水谷之精,化为血气,以养腑脏。"指出气血津液等精微物质皆来源于脾胃,明确了脾胃的重要作用。《诸病源候论·痢诸病·水谷痢候》曰:"脾与胃为表里,胃者,脾之腑也,为水谷之海;

脾者,胃之脏也……"进一步论述了脾胃的表里关系。《诸病源候论·虚劳病诸候上·虚劳胃气虚弱不能消谷候》曰:"胃为腑,主盛水谷;脾为脏,主消水谷。若脾胃温和,则能消化。"指出脾胃的生理功能既有区别又有联系。胃主受纳,脾主运化。只有脾胃功能正常,两者密切配合,全身的气血津液才得正常运化。

唐代医家孙思邈开创了从脏腑论治脾胃的方法,列举了治疗脾胃病的方药,从养生食疗等多角度探讨了脾胃的护理。孙思邈认为"春夏取冷太过",提出"温食"以顾护脾阳,指出"夫为医者,当须先洞晓病源,知其所犯,以食治之,食疗不愈,然后命药","五脏不足,求于胃",认为调理脾胃是治疗五脏不足的根本,调治脾胃可使"气得上下,五脏安定,血脉和利,精神乃居"。后世张介宾主张的"调五脏即可以安脾胃"即是此观点的进一步发展。《备急千金要方》中有些方剂由益气之品和升阳药物组成,实为李东垣甘温除热这一大法的先驱。

宋代从政府层面设立脾胃专科,足见其对脾胃的重视程度。著名儿科医家钱乙提出了"脾主困"的学术观点,认为"脾主困,实则困睡,身热,饮水;虚则吐泻生风",并将虚羸、积、疳、伤食、吐泻、腹胀、慢惊、虫症等从脾胃论治,且认为疮疹、咳嗽、黄疸、肿病、夜啼等也与脾胃密切相关,皆可从脾胃论治,并把脾胃失调作为引起小儿内伤病的病机关键,认为"脾胃虚衰,四肢不举,诸邪遂生"。创立了一系列治疗脾胃病的著名方剂如泻黄散、白术散、异功散等。

北宋的医家在继承《黄帝内经》《伤寒论》《金匮要略》《诸病源候论》《备急千金要方》等医籍学术理论的基础上,联系实际,多有创新,深入地探讨了脾胃病证的病因病机,提出了"脾胃气虚,冷气乘之……移寒入于大肠","脾胃气弱,饮气下流,渍伤肝肾","夫半身不遂者,因脾胃虚弱,血气偏虚,风邪所侵故也"等重要观点,使脾胃病证的病因病机理论取得了承上启下的突破性进展,对临床具有重要的现实指导意义。

南宋医家陈自明进一步认识到妇科疾患调治脾胃的必要,他认为妇人不能食的原因常为风寒之邪侵入脾胃,更兼脾胃本身气血不足,功能受损所致。

由此可见,魏晋唐宋时期是脾胃理论完善以及脾胃证治专科化的时期。隋唐两宋时期医学发展迅速,脾胃病辨治逐步系统化,大量方书为后世提供了丰富的脾胃病用药经验,调治脾胃的思想也开始影响儿科、妇科等疾病的治疗。

三、金元时期(巅峰阶段)

刘完素倡导"主火论",但也非常重视脾胃,认为"土为万物之母,水为万物之元,故水土同在于下,而为万物之根本也",强调了胃中润泽的重要性。刘完素

《素问玄机原病式》指出,脾胃的根本病理为"诸湿肿满,皆属脾土",脾胃病当"补阴泄阳,除湿润燥",所以燥湿和润燥是其治疗脾胃病的主要方法。

李东垣作为擅长治疗脾胃病的著名医家,在研究脾胃病的学术上达到了前所未有的高度,他在继承《黄帝内经》《伤寒论》脾胃观点的基础上,师承于张元素,提出了以下观点:

第一,"人以胃气为本"的论点,临床突出脾胃脏腑辨证,精于遣药制方,创立了脾胃学说,为中医脾胃学说奠定了坚实的基础,著有《脾胃论》。形成了完整的中医脾胃学说。临床辨证治疗强调"人以胃气为本",认为内伤病的形成归因于脾胃损伤。脾和胃相互关联,失一则中运不健而致病。临床诊治脾胃病必须脏腑兼顾,"知饥而纳少者,病在胃,能纳不运者,病在脾",针对脾胃脏腑功能不同,升清降浊健运分治。李东垣认为脾胃病以内伤虚证为主,责之"阳气不足",故尤重脾阳的升发。

第二,脾胃为人体气机升降之枢纽的观点。《脾胃论》曰:"盖胃为水谷之海,饮食入胃,而精气先输脾归肺,上行春夏之令,以滋养周身,乃清气为天者也;升已而下输膀胱,行秋冬之令,为传化糟粕,转味而出,乃浊阴为地者也。"李东垣十分重视气机升降理论,提出"清浊之气皆从脾胃出",认为人体脏腑经络气血阴阳的功能活动无不依赖气机的升降出入,而人体气机之升降均以脾胃为枢纽,脾胃居中州,脾属太阴主升运,胃属阳明主降纳,受纳饮食,化生气血精微,灌溉五脏六腑、四肢百骸,清阳自脾而升,浊阴由胃而降,使人体代谢所产生的糟粕秽浊从下而出,脾胃升降有序,气机通利,从而阴阳相生相长,生机不已,保持人体各种正常生理功能。由此可见脾胃在人体活动中占有重要的位置。

第三,内伤脾胃,百病由生的观点。《脾胃论》提出"内伤脾胃,百病由生……百病皆由脾胃衰而生也。""元气之充足,皆由脾胃之气无所伤,而后能滋养元气。若胃气之本弱,饮食自倍,脾胃之气既伤,而元气亦不能充,而诸病之所由生也。"五脏六腑受气于胃,人以胃气为本,"脏"由"腑"化养,才能藏精气,元气为生命之本,全赖胃气滋养,李东垣认为内伤病实由脾胃损伤所致。脾胃为元气之本,脾胃的盛衰直接决定着元气的盛衰。元气不足则百病由生。

第四,脾胃内伤归咎多因而非一的观点。造成脾胃内伤的主要原因有饮食所伤、劳倦所伤、七情所伤三方面。饮食不节则胃病,形体劳役则脾病,喜怒忧恐则损耗元气、影响气机,三者在内伤脾胃病中互为因果,相互为患,终致脾胃阴阳升降失常,气血不和而内伤脏腑经络,为脾胃病的一般发病规律。

金代张从正提出了攻邪即是扶正的观点,主张用汗、吐、下法,提出"陈莝去而肠胃洁，癥瘕尽而营卫昌"，"使上下无碍，气血宣通，并无壅滞"，从而达到恢复健康的目的。对脾胃病理的认识，张从正重视胃中燥热而致病。《儒门事亲·论火热二门》指出："渐热腹满者，谓邪热在胃中也。可以荡涤邪热，流湿润燥，宜急治之。"

朱丹溪将其重要观点"阳常有余，阴常不足"用于脾胃病的治则与组方用药中，养胃气，益阴精，补阴以配阳，强调胃在阴气生成中的重要作用。朱丹溪在《丹溪心法》中提出治痰法"实脾土，燥脾湿，是治其本也"，"大凡治痰，用利药过多，致脾气虚，则痰易生而多"。朱丹溪治郁证重视中焦脾胃，认为"凡郁皆在中焦"，创制治疗六郁的代表方越鞠丸以及左金丸、保和丸等。在养生保健方面，他认为"脾得温则易化而食味进"，从而提出"补肾不如补脾"的观点，对后世影响颇大。

四、明清时期及近代（充实完善阶段）

明代王纶结合李东垣、朱丹溪之学提出脾阴说，认为治脾胃须"分阴阳气血"，反对概用"辛温燥热、助火消阴之剂"。他认为胃火旺与脾阴虚互为因果，其"脾胃阴血虚则阳火旺"的观点对后世"脾阴""胃阳"学说具有重要影响。另外，肺胃存在重要联系，如《明医杂著·附方》在论述补中益气汤的应用时亦论及脾胃的重要性，谓："脾胃气实，则肺得其所养，肺气既盛，水自生焉；水升则火降，水火既济，而成天地交泰之令矣，脾胃一虚，四脏俱无生气。"因此，若脾胃亏虚，则气血亏虚，正气不足，以致内伤外感，诸证蜂起。

薛己为温补学派的先驱，他强调肾和命门对脾土的温煦作用，并且阐发了命门火衰导致脾土虚寒的病机。脾胃为人体气血生化之源，濡养五脏六腑、四肢百骸，对人体至关重要。他指出"人得土以养百骸，身失土以枯四肢"，明确提出"血藏于脾土，故云脾统血"即"脾统血"的观点，并进一步论述脾阴学说："阴虚乃脾虚也，脾为至阴。"因此，薛氏对于脾胃格外重视，在《内科摘要》中明言"人以脾胃为主"，"胃为五脏之根本"。

周慎斋提出："诸病不愈，必寻到脾胃之中，方无一失……病证多端，颠倒难明，必从脾胃调理，乃岐黄之正法也。"

缪仲淳认为东垣之法，详于补脾阳，而略于补脾阴，他说："世人徒知香燥温补为治脾虚之法，而不知甘寒滋润益阴之有益于脾也。"

李中梓则明确提出"后天之本在脾"的观点，并阐明了脾胃对人体生命活动有着不可忽视的作用。他强调"胃气一败，百药难施"，并认为"脾为后天之本"

与"肾为先天之本",两者是互济同治的。"肾安则脾愈安,脾安则肾愈安",治疗上主张脾肾并重。

叶天士对东垣的脾胃论推崇备至,认为"脾胃为病,最详东垣","内伤必取法于东垣"。在辨治内伤杂病方面,尤其重视脾胃的生理作用及脾胃病的辨证论治,他提出"脾宜升则健,胃宜降则和……太阴湿土,得阳始运,阳明阳土,得阴自安"。在医理上,主尊仲景,针对东垣详于治脾、重在温补,略于治胃、不及养阴的不足,提出了自己的独到见解,即主张脾胃分治,重视胃阴,倡导甘凉濡润养胃法,创立了胃阴学说,从而补充和发展了东垣脾胃学说,纠正和弥补了诸多医家脾胃不分、阴阳不辨的弊病,颇受后人赞许。

吴鞠通《温病条辨》中提出"治中焦如衡,非平不安"的观点,对后世辨治湿伤脾胃给予了很大启发,用药上燥、润、寒、热、轻、重不可偏激,以药物药性之偏纠邪气湿热之偏,避其脏腑所偏,继以调理脾胃之气机升降、运化收纳之功能。

小结:《黄帝内经》《难经》讲述了脾胃的解剖定位、生理功能、病理变化,以及脾胃病形成的原因、脾胃病的防治等内容。汉代张仲景对《黄帝内经》理论充分发挥,开创了脾胃病辨证论治的先河,提出了"见肝之病,知肝传脾,当先实脾"等脾胃病治疗原则,并强调顾护胃气的重要性。金元时期的刘完素、张元素、张从正、朱丹溪及李东垣等医家对脾胃理论不断充实提高,尤其是李东垣,全面系统地阐述了脾胃理论,提出了"内伤脾胃,百病由生"的学术思想,强调胃气的重要性,创立了治疗脾胃病的系列名方,为后世广泛应用。明清医家对脾胃学说又有新的发挥,特别是叶天士,创立了"胃阴学说",使脾胃理论得到了全新发展。

第二章

脾胃病治法概要

第一节 中医学理论体系的基本特点及其在脾胃病中的运用

中医学理论体系有两个基本特点：一是整体观念，二是辨证论治。这两点是中医临床诊治疾病过程中重要的思维方法和诊治原则，应贯穿于中医诊治过程的始终。

一、整体观念

事物内部是相互联系、密不可分的，事物和事物之间是密切联系的。就疾病而言，其发生不是单一因素所导致的独立存在的结果，而是内外因素相互影响、共同作用导致的复杂表现。因而，应综合考虑病因病机，内外联系进行诊断和治疗。下面主要讲解整体观念在脾胃病中的运用和具体表现：

（一）人是一个有机的整体（病机在前文有具体论述，这里主要讲诊断和治法）

1. **脾胃病的生理、病理关系**

脾与胃相表里，在体合肉、主四肢、开窍于口、其华在唇、在五行属土。脾与胃一阴一阳，一脏一腑，脾与胃之间存在着纳运协调、升降相因、燥湿相济的阴阳关系。脾在水谷和水液的运化、气血的生成和运行中都发挥着至关重要的作用，并通过经络系统"内属于脏腑，外络于肢节"。因此脾有病变时不仅会导致其局部的病变，还会伴随着人全身功能的异常，如诸多慢性胃炎、消化道肿瘤的患者基本都有四肢无力、口淡、口苦、口腻等现象。因此，临证时必须注意脾胃之间的相互协调。笔者在临床上常用到化湿药，脾喜燥恶湿，然胃喜润恶燥，因此，化湿切忌太刚燥，否则容易损伤胃阴。

（1）脾胃在结构与功能上体现"五脏一体观"。

1）肝与脾胃：肝与脾胃之间关系密切，一属木，一属土，两者主要是疏泄运化和生血藏血之间的关系。若肝失疏泄，木郁克土，肝郁则心情抑郁、胸胁胀满或急躁易怒，肝克脾则每因抑郁恼怒或情绪紧张而发泄泻，伴有胸胁胀闷、嗳气食少、腹痛攻窜、肠鸣矢气等；犯于胃则气逆于上，呕恶嗳气，吐苦水，或胃脘胀痛,痛连两胁,遇烦恼则痛作或痛甚。故《金匮要略》有"见肝之病,知肝传脾,当先实脾"之说。

所以,笔者在临床上经常用左金丸治疗此类疾病。左金丸肝胃同调,吴茱萸温肝、黄连清胃,一温一清,符合阴阳生克之道。

2)心与脾:心与脾的关系主要体现在血液生成和血液运行方面的相互协同。

血液生成:《灵枢·决气》有言"中焦受气取汁,变化而赤,是谓血",血源于脾胃而奉心化赤,心脾不足生血无源,则面唇色淡,头晕,心悸,健忘,脉细涩。

血液运行:心主血,脾统血,分别推动和统摄血液,心脾协同则血行常道而无溢脉外,反之,心脾失于统摄则血液运行不畅,溢于脉外,表现为各种出血,如呕血、便血、尿血等。

3)肺与脾:肺与脾主要是土与金之间的母子关系。人体宗气生成和津液输布主要依赖肺与脾两脏,肺脾疾病,母子相传,宗气不足则少气懒言,语声低微,神疲乏力,面色淡白,头晕,畏风自汗,脉虚;脾虚运纳无力则纳呆便溏,饮食不下,口淡无味,食后脘胀;津液输布失常,水液难以排出,积聚体内则眼睑浮肿,继则四肢及全身皆肿,来势迅速,小便不利。

4)肾与脾:肾与脾主要是先天与后天互助,以及对水液运行影响的关系。若肾阳不足,火不暖土,虚寒内生,则常会导致五更泄,表现为黎明前腹部作痛,肠鸣即泻,泻后痛减,完谷不化,腹部喜暖喜按,形寒肢冷,腰膝酸软;舌淡苔白,脉沉细;若阳虚无以运行水液,则水肿反复消长不已,面浮身肿,腰以下甚,按之凹陷不易恢复,脘腹胀闷,纳减便溏,尿量减少或反多,腰酸冷痛,四肢厥冷,怯寒神疲,小便短少;舌质淡,苔白腻或白滑,脉沉缓或沉弱。

临床上常有一些消化道肿瘤晚期的患者以脾虚为主要征象,但仅仅使用健脾法疗效欠佳,若同时合用补肾法,往往能提高临床疗效,正如古人谓"补脾不如补肾"。

5)脾合胃、肝合胆、心合小肠、肺合大肠:生理上,相表里的脏腑通过表里联系可相互辅助,如五脏可促进六腑受盛和传化水谷;病理上,若五脏病变,也可表里传变,导致六腑传化失常。在临床实践中,应时刻注意其所合脏腑之间关系的运用。例如,对重症肺炎患者,如果采用通腑法有时会取得比较好的疗效。笔者在临床上治疗某些便秘患者,会考虑有没有肺气不降的问题,适时地肃降肺气,有助于一些慢性便秘的持久改善。

(2)精神和形体上的"形神一体观":脾在志为思,思伤脾,思虑过度往往会损伤脾。七情伤人,往往能直接或间接影响脾胃,情志异常容易诱发某些疾病,如腹痛、腹泻、便秘。而在治疗的过程中,情绪也起着重要作用。笔者认为,患者对疾病的态度和对医生的信任在治疗过程中很重要,如果患者对疾病抱有消极的想法,终日关注疾病的存在,认为疾病不可能治好,满心焦虑,或是否定医生的治疗,不愿意坚持吃药或遵医嘱,那么这种心理暗示会使治疗效果大打折扣,治疗也失去了其意义。

笔者在临证时,总是乐于与患者沟通,帮助患者建立起积极的心理状态。因为只有患者以乐观的心态面对疾病,相信自己和医生,才能使治疗发挥最大的效果,早日恢复健康。所以,真正高明的医生,实际上同时也是一位高明的心理治疗师。

2. 诊疗上整体分析,整体调节　中医诊察疾病,其主要根据是"有诸内,必行诸外"。内在疾病往往可以通过外在表现推断出来,《素问·阴阳应象大论》有言:"以我知彼,以表知里,以观过与不及之理,见微得过,用之不殆。善诊者察色按脉,先别阴阳。审清浊,而知部分,视喘息,听音声,而知所苦,观权衡规矩,而知病所主。按尺寸,观浮沉滑涩,而知病所生。以治无过,以诊则不失矣。"结合中医诊断的基本原则(整体审查、四诊合参、病证结合、动静统一)和基本原理(司外揣内、见微知著、以常衡变、因发知受),整体分析疾病的具体情况,从而采用相应的调理方法。

脾胃病虽然以脾胃局部的表现为主要特征,但临床上患者的表现是千变万化的。患者会有情绪改变、睡眠改变、体感温度的改变、汗出的异常等,这些整体的因素都必须考虑进去。

因此,治疗脾胃病时也要重视五脏为核心的整体观,从整体治疗入手,而不能局限于调理脾胃。《素问·阴阳应象大论》有言:"从阴引阳,从阳引阴,以右治左,以左治右。"慢性胃溃疡的患者以寒性症状为主时,可建议患者在三伏天时加用三伏贴,同时加用中药温阳散寒法治疗。笔者在临床上治疗消化道肿瘤患者,往往通过针药结合的方法,常用艾灸足三里,调节全身功能,对于肿瘤患者经化学药物治疗(简称化疗)后的白细胞减少、贫血、血小板减少等有促进恢复的作用,同时结合药物治疗共同起效。

(二)人与外环境的统一性

1. 人与自然环境的统一性　应综合考虑自然环境,如饮食、季节、气候、寒热对疾病和治疗的影响,脾胃病应当注重避免感受风寒,饮食宜有规律,注意饮食卫生,避免暴饮暴食,正气不足、脾胃虚寒者少食寒凉食物,忌烟酒和刺激性食物。

2. 人和社会环境的统一性　人生活在错综复杂的社会环境中,不可避免地会受到社会环境的干扰,社会环境主要通过影响精神情志而对人体产生影响。脾胃病与精神情志活动关系密切,因此应当调理情绪,使之稳定,同时也要劳逸适度,坚持进行适当的体育锻炼,保持身心健康,促进疾病向好的方向转化。

笔者曾治疗一名企业家,在企业走下坡路之后患上胃食管反流病,精神状态每况愈下。治疗时予归脾汤加减,同时对其进行心理疏导。后来患者的企业情况逐步好转后,患者的病情很快康复,最终症状消失。患者对笔者非常感激,实际上笔者认为是患者自身心境调整起到了很大的作用,药物可能只是起到了一个辅助的效果。

总体而言,应当注重整体,有的放矢。笔者认为,脾胃盛衰与五脏的病机转化密切相关,治疗脾胃病应与患者机体的整体情况互参,才能把握其病变根本。遣方用药时,不仅要辨清同一症状的不同特点,还应善于从患者的整体出发,参考其体质强弱、气候环境等因素确立治则,选药施治。体质虚的人,要适当加补益药,雨季要适当加化湿药,立春时节要适当加疏肝药,立夏时节要适当加清暑药等。

二、辨证论治

辨证论治是中医认识疾病和治疗疾病的基本原则,主要在于分析和辨别证候,讨论和确定治疗原则和方法,是理论和实践紧密结合的集中体现。

(一)病

病,即疾病。指致病邪气作用于人体,人体正气与邪气抗争而引起机体的阴阳失调、脏腑组织损伤、生理功能障碍的生命异常过程。

中医常见的胃肠病:胃痛、呕吐、胃痞、噎膈、呃逆、反胃、腹痛、泄泻、痢疾、便秘、便血、癥瘕、肠覃、伏梁、锁肛痔等。

西医常见的消化系统疾病:①良性病变:胃食管反流病、胃炎(急性胃炎、慢性非萎缩性胃炎、慢性萎缩性胃炎)、消化性溃疡、炎症性肠病、功能性胃肠病、慢性肝病(肝炎、脂肪肝、药物性肝病、肝硬化等)、胆系结石及炎症、慢性便秘、消化道出血等;②恶性病变:食管癌、胃癌、结直肠癌、原发性肝癌、胆道系统肿瘤、胰腺癌等。

(二)症

症,即症状和体征的总称,是疾病过程中表现出的个别、孤立的现象,可以是患者异常的主观感觉或行为表现。

脾胃病常见的症状和体征：食欲不振，嗳气，呃逆，吐酸，嘈杂，脘腹部不适、痞闷、疼痛、脘腹胀满，反酸，大便不爽或便秘，有些严重的患者甚至还会出现恶心、呕吐、腹泻等。

临床上常常结合体格检查（如腹部的形状和触诊、压痛和反跳痛、听肠鸣音）、内镜、实验室检测（包括血常规、粪便常规、乙型肝炎病毒感染的诊断、幽门螺杆菌检测、肝功能评估等）和影像诊断（包括超声、计算机断层扫描和磁共振）等。

（三）证

证是根据中医四诊所获资料，对病因（如内伤、外感等）、病位（如表、里、脏、腑等）、病性（如寒、热等）、病机、病势（如邪正盛衰、疾病发展趋势等）、患者体质以及患病时季节气候与周围环境等的概括。

笔者认为，准确认识证才是我们中医治病的关键。一个证就相当于一个锁，只有找到对应的钥匙才能将其打开。而同病异治、异病同治的核心点就是证。

因此，我们讲辨证论治，而不是辨症论治。辨证就是在中医理论指导下，对四诊检查所得的病、症临床资料进行分析、归纳，从而确定患者患有何证的过程。

中医的很多病名和症状是一致的，比如患者症状是胃痛，疾病诊断就是胃痛病，但它的证就有很多，有寒、热、虚、实的不同，只有了解其证之后，才能立法处方开药。

中医针对的是证，即疾病过程中一定阶段的病位、病因、病性、病势等本质有机联系的反应状态，将局部与整体结合，即辨证论治。辨证论治的实质就是"证同治同，证异治异"，例如，对于胃痛、呕吐、胃痞、腹痛、泄泻等病属饮食积滞者，可用保和丸或枳实导滞丸消食导滞，理气和胃。

（四）病证结合

实际上，西医也会针对病或症采取局部治疗和对因治疗。比如胃酸过多，可以用抑酸能力很强的质子泵抑制剂（PPI）（如奥美拉唑、雷贝拉唑）和稍弱的 H_2 受体拮抗剂（如西咪替丁）抑酸。同时，抑酸剂可抑制幽门螺杆菌的生长，增加抗菌药物的抑菌或杀菌活性。再如不同部位的感染，如肺部感染和胃溃疡的幽门螺杆菌感染，都可以用青霉素治疗。因此，这种理念和中医的证的概念有某种程度的相似之处。

然而，西医在临床上更加注重的是病。只要明确诊断了是某种病，那么它的治疗手段就基本确定了。相较于病，中医往往更重视证。实际上，笔者认为，中医临证,也应做到辨病与辨证相结合。

辨病的目的是从疾病全过程、特征上认识疾病的本质,把握疾病的基本矛盾,纵向把握病情;辨证的目的则重在从疾病当前阶段的表现中判断病变的位置与性质,抓住当前的主要矛盾,从横向认识病情。由于"病"与"证"对疾病本质反映的侧重面有所不同,所以笔者强调要"辨病"与"辨证"相结合,这样才有利于对疾病本质的全面认识。同时,病的一般演变规律往往也提示了常见的证型,以及基本的病理特点。如泄泻之疾,早期为外邪饮食所伤,正气尚存,多偏实偏急,常见病机为寒湿、湿热、食积;中晚期由于禀赋不足或年老体弱,邪气伤正,久泻阴液耗损,多偏虚偏缓,常见病机为土虚木乘、脾胃虚弱、肾阳虚衰,但以脾虚湿盛为要。因此,在诊治的过程中,要注意观察证候的变化,把握病情发展的趋势,及时调整治疗的法则和方案。

（五）中西医结合

在临床上,笔者认为还应该做到中医与西医相结合。

中医学和西医学各有其独特的优势,相对于西医的精确诊断和有针对性的治疗,中医学对于很多仪器检查不出来的功能性疾病具有较好的疗效,能改善局部病变以外的临床表现,减轻患者的痛苦。

因而,在现代的临床治疗中,应当把患者的健康与利益置于首位,除了掌握并灵活运用中医知识外,还应结合现代仪器和技能,进一步加强对患者的诊疗。同时,还可以继续探索已知或未知的方法,不断完善诊疗过程,提高效率,减少治疗过程中的不良反应。

第二节　防治原则

一、未病先防,既病防变,愈后防复

由于消化道疾病早期临床表现并不明显,大多数疾病起病缓慢,没有引起足够的重视或得到及时的治疗,容易进展形成各种慢性疾病,甚至肿瘤,例如胃癌多由早期的慢性萎缩性胃炎经过肠化生逐渐进展而来。

第一,要注意未病先防。未病时养生健体,提高机体抗邪能力,防止病邪侵害,正如《素问·上古天真论》中所说:"法于阴阳,和于术数。食饮有节,起居有常,不妄作劳,故能形与神俱,而尽终其天年,度百岁乃去。""虚邪贼风,避之有时。恬惔虚无,真气从之,精神内守,病安从来。"应做到顺应自然,外避邪气,形神兼养,益肾健脾,劳逸适度,调摄饮食,配合针灸、推拿、药物调养,养成良好的饮食习惯,避免不良的饮食和活动。

第二,要重视既病防变。不要忽视早期疾病的表现,早期诊断,及时治疗,防止病情迁延进展。如治疗消化道肿瘤的一个重要理念就是预防复发和转移。

第三,要注意愈后防复。疾病治好后,要注意复发的可能,如结肠息肉的患者需定期进行肠镜检查,防止复发,同时要注意生活习惯,谨防劳复、食复和药复。

二、正治反治

《素问·至真要大论》说"微者逆之,甚者从之","逆者正治,从者反治"。逆者正治,即采用与病症性质相反的方药的治疗原则,适用于疾病征象与本质相一致的病症,包括寒者热之、热者寒之、虚者补之、实者泻之;从者反治,即采用顺从病症的外在假象而治的治疗原则,适用于病情发展比较复杂,或病势危重,出现假象症状,疾病征象与本质不完全符合的病症,包括热因热用、寒因寒用、塞因塞用(如脾虚胀满、久病气血阴阳不足所致的便秘应以补开塞)、通因通用(如食积腹痛泻下不畅、痢疾腹泻、热结旁流应消导泻下)。

治疗疾病时应先分清疾病征象与本质之间的关系,从而选择合适的治则和治法。一些顽固的脾胃病容易出现很多假象症状,尤其是一些慢性胃病出现热象时应尤其引起重视,要仔细地进行鉴别,到底是真热还是假热。笔者发现临床上慢性胃病的患者基本上以假热(虚热)多见,此时运用清热法要中病即止或寒热并用,或直接使用以理中丸、四逆汤等之类的温阳散寒法。

三、标本缓急

标本指疾病的表现和本质。治病求本指治疗疾病时必须透过疾病的表象,分析病因病机,抓住并针对疾病的本质进行治疗。

由于多数胃肠病为本虚标实之病,因而在治疗的过程中要注意固护脾胃,避免脾胃受损而抗邪无力。同时,对于急需解决的病理表现,应首先解除。正如《素问·标本病传论》所言"小大不利治其标,小大利治其本",意为凡是出现了大小便不利的,应先通利大小便以治其标,若大小便通利则可治其本病。这可以引伸到很多方面,如消化道大出血时要先止血,暴泻时适当止泻,疼痛剧烈时先予止痛。

　　标病与本病错杂并重时标本兼治,例如慢性萎缩性胃炎伴有肠化生时,脾胃虚弱为病之本,肠化生为病之标,两者相互错杂,难以速愈。笔者在治疗该病时,遣方用药注重固护脾胃,同时不忘根据不同证型辅以行气消胀、清热祛湿、解毒抗癌、活血祛瘀等疗法,标本兼治。

四、扶正祛邪

　　扶正即扶助正气,增强体质,提高机体抗邪能力,达到战胜疾病、恢复健康的目的。祛邪即祛除邪气消解病邪侵袭和损害,抑制亢奋有余的病理反应。

　　由于脾胃病多为虚实夹杂之病,临床上常扶正与祛邪结合治疗脾胃病。笔者认为临床治疗需注意两点:一是针对虚证,应健脾土,助中运,补益当以清补,缓缓图之,避免刚阳太过损伤胃阴,或阴柔滋腻以碍脾土,如一味蛮补则有害无益;二是对于虚实夹杂之证或者实证,慎用攻伐之品,攻中寓补,攻而不伐,中病即止,以尽量减少脾胃的负担。由于胃直接与药物接触,脾多虚证,因而要减少脾胃的负担,处处留意勿伤脾胃之气,诚如《格致余论》所云"攻击宜详审,正气须保护",祛邪不伤正。

五、调整阴阳,以平为期

　　调整阴阳指根据机体阴阳失调的具体情况,损其有余,补其不足,恢复人体阴阳的相对平衡,治则核心是以平为期。

　　在八纲辨证中,阴代表里证、虚证、寒证,阳代表表证、实证、热证,而阴阳的含义远不止这些。治疗脾胃病,始终要有阴阳观。由于胃易热易实,脾易寒易虚,在治疗脾胃病时,胃病常需泻其实热,脾病常需补其阳气。寒热错杂者,常用半夏泻心汤、枳实消痞丸、黄连汤、乌梅丸等方剂平调寒热虚实、辛开苦降。同时也要处理好阴药和阳药之间的比例、主次等问题。

六、调理精气血津液

　　调理精气血津液是针对精气血津液失常这一基本病机的治则,其原则为"有余泻之,不足补之"。

　　脾主运化水谷和水液,主统血,主升,为后天之本、气血生化之源;胃主收纳和腐熟水谷,主通降。脾胃的功能异常则会导致纳运无力、气血亏虚,气虚则气血津液运行无力,久病易因虚致实,形成气滞、血瘀、水停之疾;水液无以运化,停聚于体内,聚湿生痰,进一步困阻脾;脾不统血,则血溢脉外;气机升降失常,清阳不升,浊阴不降,导致"清气在下,则生飧泄;浊气在上,则生䐜胀。"

笔者认为,治疗脾胃病时还要关注精气血津液的变化,气血亏虚则补益气血,水湿内停则运脾化湿,气不摄血则益气摄血,清阳不升则益气升清,瘀血内阻则活血化瘀。如化疗药物引起的消化道反应,辨治时应该注重在气、在血。在气则有恶心、呕吐、嗳气、呃逆、腹胀、便秘、泄泻等不同;在血则有面色苍白、爪甲色淡、头晕、心悸、失眠、白细胞降低、血小板减少等不同。在气则调气,在血则理血。及时调整治法,避免诊治延误时机。

七、调理脏腑

中医始终以五脏为中心,治疗脾胃病亦是如此。临床上可以运用五行学说、脏腑关系和脏腑特性进行调理,三者又相互联系。

1. **五行学说**　虚则补其母,如益火补土、培土生金。如临床上某些咳喘病,需要用到健脾法,参苓白术散就是代表。再如某些泄泻,需要用到益火法,肾气丸、四逆汤即是代表。

抑强扶弱,如抑木扶土、培土制水。如肝硬化导致的腹腔积液,经常会用到胃苓汤、实脾饮等就是这个道理。

2. **脏腑关系和脏腑特性**

(1)注重通补:五脏藏精气而不泻,故脏病多虚,脾属脏,易现气虚、阳虚之疾,虚则补之;六腑传化物而不藏,故腑病多实,胃肠属腑,常有寒客热积、饮食停滞之患,实则通降。

(2)升降有节:脾气主升,以升为顺,胃气主降,以降为和。脾升胃降,相反相成,升降相因,共同构成人体气机升降之枢纽,脾胃只有保持舒达通降之性,才能奏其纳食运化之功,因而脾气下陷当益气升提,胃气上逆当降逆和胃。

(3)燥润适宜:"太阴湿土,得阳始运;阳明燥土,得阴自安",脾喜燥恶湿,当甘温燥湿;胃喜润恶燥,当甘寒生津或清热润燥,因而用药时应遵循脾胃燥湿相济的关系,润燥适宜,寒温有制。

(4)疏肝胆,调气机:肝主疏泄而调情志,性喜条达,具刚柔曲直之性,肝木冲和,气机畅达,即气血平和。若情志不畅,肝木不能条达,则肝体失于柔和,以致肝气郁结,气郁又可导致湿、痰、食、热、血等诸郁,变生多端。肝和脾胃关系密切,五行中分属木和土,肝能够促进脾胃的运化。肝气郁结,势必克伐脾胃之土,致脾胃受纳和运化失司,痛、胀、呕、嗳诸症迭起。

(5)培补后天,重视先天:脾胃居中州,脾主运化,胃主受纳,脾升胃降,共同完成水谷的消化吸收和输布,为气血生化之源,后天之本。肾藏精,内育真阴真阳,乃先天之本。先天后天相互资生,脾之阳气必须借助肾阳的温煦,始能健运,肾中精气又赖脾运化的水谷精微不断补充,先天和后天相互依赖、相互资助。

八、三因制宜

三因制宜是整体观念的具体体现,包括因时制宜、因地制宜和因人制宜。三者应相互配合,共同加强治疗效果,在脾胃病中,除了对应的治疗外,还应注意饮食,可以结合饮食辅助治疗。

1. **因时制宜** 指治疗遵循时令节律特点,年、月、日的时间变化规律,主要分为季节、月令和昼夜。在治疗脾胃病时,注意"用寒远寒、用凉远凉,用温远温,用热远热"。

例如慢性萎缩性胃炎患者出现口腔溃疡者,如果发生在冬天时,笔者不会多加清热解毒之品,而是以发散郁火为主,可选用补中益气汤、升降散等加减。

2. **因地制宜** 是根据不同地域环境特点来制定适宜的治疗原则,《素问·异法方宜论》"黄帝问曰:医之治病也,一病而治各不同,皆愈何也?岐伯对曰:地势使然也。"对东、南、西、北、中等地域治法各有所宜进行描述,也可应用于脾胃病,说明治疗脾胃病时可根据地理位置进行诊疗。

笔者地处江南湿地,发现患者中湿气偏盛的情况非常常见,因此在笔者的处方中,化湿法经常贯穿于治疗的始终。有些患者舌苔不厚,笔者亦会根据其症状而略施化湿之品,往往其功甚捷。

3. **因人制宜** 指根据患者年龄、性别、体质的不同特点,来制定适宜的原则。对于老幼体弱之人需注重固护脾胃,或攻补兼施,慎用峻猛之药,脾阳虚者慎用攻下或耗损阳气之药,胃阴虚者应保护胃中津液,慎用苦燥伤阴之品。

第三节 治 法

程钟龄《医学心悟·医门八法》云:"论病之原,以内伤、外感四字括之。论病之情,则以寒、热、虚、实、表、里、阴、阳八字统之。而论治病之方,则又以汗、和、下、消、吐、清、温、补八法尽之。"

笔者认为,关于脾胃病的治法尽管有种种论述,但概而括之,总是不离"八法"。因此,笔者将脾胃病的八法理论分述于下,以备临证参考。

一、汗法

是通过开泄腠理、调畅营卫、宣发肺气等方法,使在表的外感六淫之邪随汗而解的一类治法。

1. 外寒内滞之胃痛、呕吐、腹痛、泄泻可以取良附丸合香苏散、藿香正气散(兼化湿之效);药物可以选用防风、藿香、紫苏、白芷、藁本、羌活、荆芥等解表散寒之药。

2. 协热下利可以取葛根芩连汤(兼清里热);药物可以选用葛根、金银花、连翘解表清里之品。

3. 可采用列缺、合谷等穴位用针灸以祛邪解表。

二、吐法

是通过涌吐的方法,使停留在咽喉、胸膈、胃脘的痰涎、宿食、有毒物质从口中吐出的一种治法,现已较为少用。主要用于痰涎宿食内停,毒物尚在胃中,或干霍乱吐泻不得等,属于病情急迫又急需吐出之证。因吐法易伤胃气,故体虚气弱、妇人新产、孕妇等均应慎用,常用方剂为瓜蒂散,可涌吐痰涎宿食;也可喝温盐水,用压舌板或其他东西刺激咽部以达到涌吐的效果。例如急性饮食停滞时,吐法不失为一种紧急有效之法,比使用消食药来效更速。

吐法因反应较明显,患者往往难以接受,现在临床上运用不多。笔者认为值得学者们进一步挖掘。

三、下法

是通过荡涤胃肠、通泄大便的方法,使停留于肠胃的有形积滞从大便排出的一种治法。

1. 燥屎内结可以取大承气汤、麻子仁丸;药物可以选用大黄、枳实、厚朴、火麻仁、柏子仁等泄热通腑,润下通便。

2. 冷积不化可以用温脾汤、大黄附子汤;药物可以选用附子、大黄、巴豆等攻下冷积,温补脾阳。

3. 宿食不消可以取枳实导滞丸等;药物可以选用枳实、大黄、泽泻等消积导滞,清利湿热。

4. 结痰停饮可以取十枣汤；药物可以选用大戟、甘遂、芫花等攻逐水饮。

5. 针灸推拿可采用天枢、上巨虚、大肠俞通调肠腑气，支沟宣通三焦气机，也可用摩法顺时针摩腹部以泄热通便。

四、和法

是通过和解或调和的方法，使半表半里之邪，或脏腑、阴阳、表里失和之证得以解除的一种治法。

1. 少阳证可以取小柴胡汤；药物可以选用柴胡、黄芩、半夏等和解少阳。

2. 肝脾不调之腹痛、泄泻可以取逍遥散、痛泻要方；药物可以选用柴胡、白芍、白术、茯苓等疏肝健脾。

3. 寒热互结之痞证以半夏泻心汤为代表；药物可以选用半夏、黄连、黄芩、干姜等寒热平调，消痞散结。

五、温法

是通过温散里寒的方法，使在里的寒邪得以消散的一种治法。因寒邪易伤阳气，温法常与补法结合使用。

1. 寒滞胃肠之胃痛、呕吐、腹痛可以用良附丸、理中丸、吴茱萸汤等；药物可以选用干姜、附子、肉桂、桂枝等温中散寒。

2. 针灸推拿可采取中脘隔盐灸，可配合灸刺神阙、脾俞、胃俞、关元等穴温阳散寒。也可用振法作用于腹部或对应穴位以温中补益，祛瘀消积，和中理气，消食导滞，调节肠胃。

六、清法

是通过清热、泻火、凉血、解毒等方法，以解除在里之热邪的一种治法。

1. 胃热可以用清胃散、竹叶石膏汤等；药物可以选用黄连、黄芩、石膏等清胃泻火。

2. 湿热壅滞于肠可选芍药汤、白头翁汤等；药物可以选用黄芩、黄连、芍药、当归、木香、槟榔等清热燥湿，调气和血。

3. 肝胆湿热可以用龙胆泻肝汤；药物可以选用茵陈、垂盆草、郁金、金钱草、虎杖等清泄肝胆实火，泻肝胆湿热，利胆退黄。

4. 热性癌毒可以用白花蛇舌草、半枝莲、藤梨根、龙葵、蒲公英等解毒抗癌。

5. 针灸推拿可采用内庭、商阳、合谷、曲池等穴清泄胃肠。

七、消法

是通过消食导滞、行气活血、化痰利水、驱虫等方法,使气、血、痰、食、水、虫等有形之邪渐消缓散的一种治法。

1. 食积可以取保和丸、枳实导滞丸;药物可以选用焦六神曲、炒鸡内金、山楂、莱菔子、炒麦芽等健运脾胃,开胃消食。

2. 气滞可以用柴胡疏肝散、五磨饮子;药物可以选用柴胡、白芍、佛手、枳壳、木香、香附、大腹皮、乌药、预知子、陈皮、砂仁等疏肝行气,使肝气条达,或兼有和胃止痛、理气宽中、行滞消胀之效。

3. 血瘀可以用膈下逐瘀汤、少腹逐瘀汤;药物可以选用丹参、莪术、红花、桃仁、鳖甲、赤芍等活血化瘀,行气止痛,祛瘀消积。

4. 痰邪可以选二陈汤、平胃散;药物可以选用半夏、陈皮、茯苓、夏枯草、浙贝母、山慈菇等燥湿化痰,软坚散结。

5. 水饮可以取甘遂半夏汤、己椒苈黄丸;药物可以选用葶苈子、防己、半夏、甘遂等利水消肿逐饮。

6. 湿邪可以取藿香正气散、三仁汤;药物可以选用广藿香、姜厚朴、炒苍术、白术、薏苡仁、茯苓、泽泻等健脾化湿和中。

7. 瘀性癌毒可以用石见穿、仙鹤草、预知子、莪术、丹参等化瘀解毒。

8. 痰性癌毒可以用夏枯草、浙贝母、山慈菇、生薏苡仁、土茯苓等化痰解毒。

9. 针灸推拿可采用中脘、建里、梁门消食化积,期门、太冲行气导滞,血海、膈俞活血化瘀,膻中、丰隆理气化痰,阴陵泉、三阴交、水分健脾化湿;也可揉按腹部或对应穴位以促进血液运行,加强对食物的消化、吸收,改善大小肠功能,从而起到促进排便的作用。

八、补法

是通过滋养补益的方法,以恢复人体正气,治疗各种虚证的一种治法。主要用于气血阴阳亏虚之脾胃病。

1. 脾气虚可以取四君子汤、参苓白术散、补中益气汤;药物可以选用生黄芪、炒白术、人参、茯苓、甘草、太子参、山药、红景天等益气健脾,或兼以培土生金,渗湿止泻,补气升阳。

2. 血虚可以取归脾汤、四物汤;药物可以选用酒当归、鸡血藤、生黄芪、熟地黄等益气补血活血。

3. 胃阴虚可以取益胃汤、麦门冬汤；药物可以选用北沙参、生地黄、麦冬、天冬等滋养胃阴。

4. 肝肾阴虚可以用六味地黄丸、二至丸；药物可以选用枸杞子、女贞子、墨旱莲、制黄精等补气养阴，滋补肝肾。

5. 阳虚以附子理中汤、四神丸为代表；药物可以选用干姜、黑顺片、肉桂、高良姜、菟丝子、淫羊藿、补骨脂、仙灵脾等温中祛寒，补气健脾，温补肾阳。

6. 针灸推拿可灸或刺脾俞、足三里健脾益气，胃俞、三阴交滋养胃阴，神阙、关元、脾俞温阳健脾，百会、气海升阳举陷。也可用摩法逆时针摩腹部以温补下元。

八法主要是针对不同证型的治疗方法，临床上也常常根据某一证症状进行治疗，即对症治疗。尤其是一些慢性脾胃病的患者，往往夹杂着一些兼症。以下简单介绍几种常见伴随症状的辅助用药：

(1) 反酸：炒海螵蛸、煅瓦楞子等。

(2) 嗳气：旋覆花、代赭石等。

(3) 疼痛：白芍、甘草、醋延胡索等。

(4) 矢气增多：大腹皮、木香等。

(5) 便次增多，便稀：五味子、芡实、炒白术等。

(6) 睡眠不佳：合欢皮、酸枣仁、柏子仁等。

(7) 体虚便秘：火麻仁、柏子仁等。

《素问·阴阳应象大论》中因势利导治疗疾病的论述为古人早期对治法的探索，奠定了中医治法的理论基础，可概括为同病位，逆病势，即根据病位和病性选择合适的治疗方法。

由于疾病往往不是表现为单一的证型，而是几种病机共同作用、相互影响的结果，其病机复杂多变，因而治疗时常需数法合用，即所谓"一法之中，八法备焉；八法之中，百法备焉"。而大部分的方剂也都是几种治法的相互结合，但有所偏重，如枳实导滞丸，不仅可以消食导滞，也能清热祛湿，为下消清利合用，以下助消，消中寓补。

因此在选方用药时应明辨病机，数方合用或在主方的基础上随症加减，不拘泥于某一治法或某一方剂，灵活运用，也可结合针灸推拿进行治疗。

第三章

脾胃良性病变的中医诊疗经验

第一节　胃食管反流病

一、概述

胃食管反流病(GERD)是由多种因素造成的以食管下括约肌(LES)功能障碍为主的胃食管动力障碍性疾病,是一种消化系统的常见疾病,其发病率随年龄的增长而增高,在发病人群分布上,男女发病无明显差异。

其具体的发病机制多见于 LES 功能障碍致使胃十二指肠内容物反流入食管,同时食管的清除作用降低、食管黏膜屏障功能降低而发病。烧心、反酸是胃食管反流病最常见的典型症状,常在餐后 1 小时出现,也可在夜间入睡时发生,常伴有上腹痛、腹胀、嗳气、恶心等消化不良的症状。当反流物持续刺激食管甚至肺部时,常引起胸背部疼痛、咽喉不适、吞咽困难、慢性咳嗽、支气管哮喘、慢性喉炎、牙侵蚀症等食管外症状。随着病情的进展还常伴有上消化道出血、食管狭窄、巴雷特(Barrett)食管等合并症。

西医对于反流性食管炎的治疗主要在于控制症状,予促胃肠动力药(如多潘立酮、莫沙必利、依托必利)、胃酸分泌抑制剂(奥美拉唑、雷尼替丁)等治疗。患者病情易出现反复。

二、中医病因病机

胃食管反流病可归结于"吐酸""呕苦""吞酸""嘈杂""食管瘅"等中医疾病范畴,与肝、肺密切相关。其病因主要责之饮食、情志、禀赋等因素,风寒之邪通常会作为诱因加重症状,正如张介宾所言"造酒"之比喻,即造酒所以酸不一定因热而成,水浆冷积既久,亦可成酸。风寒内袭,胃阳不足以暖土,则其运化必迟,食物运化既迟,则停积不行而为酸为腐,产生痰湿、湿热、逆气、瘀血等病理因素,渐致中满、痞隔、泄泻等证。脾胃日衰,母病及子,累及肺金,肺气失于宣降,渐成肺脾两虚之候。总而言之,本病病机分虚实两端,多见由实致虚。

笔者认为,胃食管反流病是脾胃功能异常的表现,初期实证居多,病久则渐露虚证,病机的关键在于中焦气机的紊乱。脾胃为仓廪之官,刚柔相济,燥湿相合,阴阳互制,共司受纳腐熟、运化水谷之职。脾体阴而用阳,以升为健,胃体阳而用阴,以降为顺,脾胃升降相依,为全身气机调节的重要枢纽。饮食不节,食积于胃,脾胃受损,胃气上逆,见嗳气、呃逆、胃脘胀满等症状。情志不畅,肝气内郁也是导致脾胃气机受损的重要病机。正如《素问·六节藏象论》所云:"所胜妄行,而所生受病,所不胜薄之也。"肝胆属木,脾胃属土,在五行生克关系中,肝木克制脾土。脾胃虚弱则见土虚木乘之象,肝木亢盛则发为木郁土壅之候。若气郁少阳日久,木气恣横无制,易化火生酸,火性炎上,肝火夹胃气上逆,则出现口苦、烧心、反酸等症状。

肝火旺盛除了乘其所胜之脾土之外,同样可以反侮其所不胜之肺金,肺金原本克肝木,如今肝木旺盛,肺力有不逮,不能制约,反被克伐,烧灼津液,炼津成痰,致肺阴亏虚。有形之痰胶于胸膈之内,无形之痰随气机升降,上至咽喉,而见咽喉不适,如有痰梗,胸膺不适,剧者咳嗽咳痰。

病情迁延日久不愈,则发为噎膈难治之证。是以《证治汇补》谆谆而教之曰:"吞酸,小疾也,然可暂不可久,久而不愈,为膈噎反胃之渐也。"为人医者,不可不慎;治此病者,不可不知。

三、治疗

笔者治疗胃食管反流以调节脾、肝、肺三脏功能为治疗要点,从健中阳、疏(舒)肝气、滋肺阴出发论治该病。

健中阳即健运脾胃之阳气,正如李东垣所言"百病皆由脾胃衰而生也"。笔者认为健运中阳主要在于消食化积、补益脾气两个方面。积食不消,痰湿内生,脾胃阳气不得升发;脾气不足,胃气难降,腐熟水谷之力弱,加重食积,两者互为因果。胃食管反流患者常见食后腹胀,自觉有物堵于胃脘不得下传,甚则有物上逆于喉,乃脾虚食积之典型症状,当以补虚、消食合而治之。夹有食积之脾虚,补益之药首选补中有通之品。白术补运皆可,即可补脾又可运脾,是脾虚夹有实邪的不二之选。焦六神曲、麦芽、鸡内金等消食药促进脾胃运化,助胃气得降。焦六神曲气味甘温,平胃气,理中焦,除酒面之食积,《本草经疏》指出其"性专消导,行脾胃滞气"。麦芽甘而微温,消食和中下气,现代药理学认为其含消化酶及维生素 B,有助消化作用。鸡内金甘平,健运脾胃,善消一切食积。张锡纯言麦芽"虽为脾胃之药,而实善舒肝气";《要药分剂》谓鸡内金"鸡肫皮入肝、脾、大肠、膀胱四经。为除热止烦之品",二药合用以收肝脾同治之效。若是脾虚兼见胃阳不足,患者气短精神少而生热者,当以生黄芪、人参、甘草升阳除热。《素问·调经论》云:"阳虚则外寒。"若患者阳虚甚,出现胃脘喜温、恶冷食、四肢发凉等症时,当以干姜温化中焦湿土,促中阳升发;若阳虚进一步发展,累及肾阳,则当补火助土,予肉桂、附子等温补元阳之物。

疏肝气之意即条达肝之郁气,笔者常用药物有柴胡、白芍、佛手、香附等药。肝为风木之脏,有相火内寄,体阴而用阳,胃食管反流病多与肝气内郁、阳气过亢相关。肝木性刚,如升动过度,当降不降,则发为气逆之病。故以柴胡、白芍二药合用,乃疏肝平肝的不二之选。柴胡轻清辛散,能引清阳之气从左上升,以疏调少阳之气,继而还可理肝脾,调中宫,消痞满;白芍酸寒收敛,能敛津液而护营血,收阳气而泄邪热,益养肝阴,平抑肝阳。香附疏肝理气,入血分,对于气滞血瘀之证亦有良效。若见有刺痛、舌暗、舌下静脉曲张等血瘀之象明显者,可配以莪术、丹参、红花行气化瘀。佛手在行肝气的同时善于止痛,常用于肝气不舒引起的胁肋部疼痛,配合延胡索、白芍效果更佳。肝胆气郁,湿热上炎,口苦明显者,可加郁金、焦栀子清利湿热。若湿热犯及脾胃,出现吞酸烧心等肝胃郁热之证,从《丹溪心法》以黄连、吴茱萸合用,清泄肝胃蕴热,同时辅以炒海螵蛸、煅瓦楞子等制酸降逆之品以收全功。若患者口苦反酸,面黄,小便灼热,兼见舌红脉弦,是少阳火郁之象,予虎杖、垂盆草、海金沙、车前草、郁金等药清泄肝火。若肝肾阴亏日久,胸脘胁痛,吞酸吐苦,兼见饥不欲食、口干、舌红脉细弱或虚弦等阴虚之证时,予麦冬、北沙参等益养肝肾之阴,滋养脾胃之津,而不可贸然使用清泄之品。

滋肺阴之意即滋养肺之阴液,肺为娇脏,喜润而恶燥,肝气反克于肺,消烁津液,肺不堪其暴,肺阴受损,失却濡润,宣降失司而为燥咳,肺气亦不平也。是故当先滋其阴,肺阴以复,则调气易也。笔者常用五味子、麦冬、桔梗之品宣降肺气,滋养肺阴。五味子味酸,性温,降也,阴中微阳,最能添益肾水,滋补肺金,尤善润燥,虚则补其母,肾水可生肺金。麦冬味甘,性凉,能入胃以养胃液,开胃进食,更能入脾以助脾散精于肺,定喘宁嗽,有引肺气清肃下行,统调水道以归膀胱之妙用;桔梗能升能降,能散能泄,四性皆具。两药相合,使升降濡润之中,更兼具开通之力。升降相配,以复肺主宣肃之能。

肺主气,气常则顺,气变则滞,滞则一切有形血食痰涎易生。若气机不利痰湿内生,患者常见脘痞纳呆、肢体困重、舌苔厚腻等,笔者常用半夏、苍术、厚朴,三药苦辛,凡味辛之至者,皆禀秋金收降之性,其能降胃安冲,所以能止呕吐,能引肺中、胃中湿痰下行,纳气定喘。若患者咳嗽经久不愈,出现咳声低微、食减便溏、短气乏力,多为肺气久虚,累及脾脏,为土不生金之候,此时可用培土生金之法,投以人参、白术、茯苓、白扁豆健脾益肺,以复肺气,健脾脏。

若出现吞咽不畅、胸骨后痞塞不适,则应当考虑从噎膈论治。《临证指南医案·噎膈反胃》云:"气滞痰聚日壅,清阳莫展,脘管窄隘,不能食物,噎膈渐至矣。"噎膈是以进食梗塞不顺,甚则食物不能下咽到胃,食入即吐为主要表现的一类病证。噎膈属难治之病证,一经发现,应尽快结合西医学检查手段,查明病因,争取早期诊断,进行早期治疗。

四、验案举例

案例 1

张某,女,22 岁,反酸 1 年余。当地医院胃镜提示:反流性食管炎、慢性浅表性胃炎,未服用过西药治疗。平素学业任务繁重,常感压力大,情绪波动大。近半个月反酸症状加重,遂来门诊就诊。

2019 年 3 月 28 日初诊。症见:反酸,食后明显,心烦急躁时可加重,伴有食后腹胀,食欲时好时坏,晨起口干,睡眠可,大便时溏,舌淡红苔白稍厚,脉弦细。

西医诊断:反流性食管炎。

中医诊断:反酸(肝郁脾虚)。

治法:疏肝健脾。

方药:以柴胡疏肝散合四君子汤加减。

柴 胡 9g	白 芍 12g	佛 手 9g
醋香附 9g	党 参 20g	炒白术 15g
焦六神曲 15g	鸡内金 15g	炒山楂 15g
炒麦芽 15g	厚 朴 9g	姜半夏 9g
木 香 9g	炒海螵蛸 15g	

煎服法:14 剂,水煎,分 2 次服,日 1 剂。

14 天后二诊,诉反酸及食后腹胀程度减轻,仍有心烦、口干,舌脉同前。前方加干姜 3g,共 14 剂。三诊诉心烦急躁情绪明显缓解,反酸频率明显减少、程度不重、持续时间短,食欲稳定,大便成形,舌淡红苔薄白,脉细。予原方 14 剂继服。后门诊继续服药 2 个月,症状未再发作。

讨论:患者从症状到胃镜检查都符合胃食管反流病的诊断。患者平素学业压力大,情志抑郁明显,反酸症状与情志也具有明显的相关性,脉弦细,属于典型的肝郁之证。"见肝之病,知肝传脾",肝气郁结,最易横逆犯脾,致脾胃受损,运化失司,津液不得向上输布,故而食后腹胀、晨起口干,食欲受到影响;胃气当降不降,挟物反流,成反酸之证。患者食欲时好时坏、大便时溏是肝郁克脾常见的临床症状。故而治疗以疏肝健脾为主,用柴胡、白芍、佛手、醋香附、木香疏肝经之郁气,柴胡还可升脾胃阳气,木香又可调中导滞;党参、炒白术健受损之脾胃;厚朴、半夏合用降上逆之胃气,与柴胡合用,升降相宜,恢复脾胃气机;焦六神曲、鸡内金、炒山楂、炒麦芽促脾胃运化,开胃消食,炒海螵蛸抑酸之力强,厚朴、半夏合用可有效改善反酸的症状。二诊时患者口干无改善,苔白偏厚,考虑脾虚不运,津液输布不畅,并且有化湿之象,故稍加干姜温补脾胃。全方疏肝健脾为本,降逆抑酸为标,连续服用,症状明显呈好转趋势。

案例 2

孙某,男,69 岁,咳嗽咳痰伴反酸 2 年余。2018 年当地医院胸部 CT 示:两肺纹理增粗,肺大疱;胃镜提示:反流性食管炎,慢性浅表性胃炎伴散在糜烂。排除其他原因引起的咳嗽咳痰后予服用奥美拉唑、莫沙必利,反酸有所缓解,但咳嗽咳痰症状反复不愈,遂来门诊就诊,希望用中药治疗。患者既往有吸烟史 30 余年,已戒 10 年。

2019 年 10 月 31 日初诊。症见:咳嗽咳痰,痰黄量少质黏,咽部常有异物感,时有反酸嗳气,胃脘嘈杂不适,饥不欲食,食后腹胀,二便可,舌红苔薄,脉细数。

西医诊断:反流性食管炎。

中医诊断:咳嗽(肺胃阴虚)。

治法:滋养肺胃,止咳化痰。

方药:沙参麦冬汤加减。

北沙参 15g	麦 冬 15g	天 冬 15g
玄 参 12g	桔 梗 9g	姜半夏 9g
炒白术 15g	焦六神曲 15g	炒麦芽 15g
鸡内金 15g	山 药 15g	牛蒡子 9g
蜜紫菀 12g	蜜枇杷叶 12g	炒海螵蛸 15g

煎服法:14 剂,水煎,分 2 次服,日 1 剂。嘱停用西药。

14 天后二诊,痰质变稀,易于咳出,反酸消失,咽部仍有异物感,胃脘嘈杂感及食后胃胀减轻,食欲增加。原方加姜厚朴 9g、茯苓 12g、生姜 3g,继服 14 剂。三诊,咳嗽减少,痰白质稀量少,胃脘不适消失,去玄参,继服 14 剂。随后门诊坚持服药半年,咳嗽咳痰消失,反酸、腹胀、胃脘嘈杂等很少再犯。

讨论:患者以咳嗽咳痰为主要表现,排除其他原因后,考虑根源在于胃食管反流物刺激呼吸道引起的症状。患者既往有吸烟史,肺脏已有损耗,现脾胃病累及于肺,便出现咳嗽咳痰的症状。痰量少质黏、胃脘嘈杂、饥不欲食、舌红脉细数是肺胃阴虚之症。治疗以滋养肺胃之阴为主,予北沙参、麦冬、天冬、玄参、山药。予蜜紫菀、蜜枇杷叶润肺化痰止咳,桔梗、牛蒡子通利咽喉,缓解咽部不适,炒白术、焦六神曲、炒麦芽、生鸡内金健脾助消化,避免食后腹胀,炒海螵蛸抑酸和胃。山药、牛蒡子合用乃张锡纯常用药组,笔者临床经常应用,对肺虚咽喉不适效果颇佳。半夏降上逆之胃气,与麦冬合用,取麦门冬汤之意,滋养肺胃,降逆和中。二诊时患者咳痰症状有明显改善,痰质变稀,表明肺阴得养,胃部症状也有所缓解,但咽部仍有异物感,考虑痰气逆阻,加厚朴、茯苓、生姜,即半夏厚朴汤之意,降逆化痰。三诊时诸症缓解,考虑玄参偏凉,久用伤胃,便予去之。

　　西医治疗胃食管反流病难以控制症状、易于复发的原因在于没有解决根本病因,只停留在治标之上。中医疗法标本兼顾,能快速改善临床症状,明显减少复发的频率。对胃食管反流病患者除予口服药物之外,还需要对患者进行健康指导,规律饮食,调畅情志,嘱其饭后不要立即卧躺,睡前避免进食,减少浓茶、咖啡等的摄入。

第二节　慢性胃炎

一、概述

　　胃炎是胃黏膜对胃内各种刺激因素的炎症反应,生理性炎症是胃黏膜屏障的组成部分之一,但当胃黏膜屏障及胃腺结构受损,则可出现中上腹疼痛、消化不良、上消化道出血等症状,甚至癌变。慢性胃炎包括慢性浅表性胃炎和慢性萎缩性胃炎,发病机制多与 HP(幽门螺杆菌)感染、十二指肠胃反流、自身免疫、年龄因素和胃黏膜营养因子缺乏密切相关。慢性胃炎的胃黏膜呈非糜烂性的炎症改变,如黏膜色泽不均、颗粒状增殖及黏膜皱襞异常等,胃镜组织学检查可见炎症、化生、萎缩、异型增生等组织学变化,其中在慢性炎症向胃癌的进程中,化生、萎缩与异型增生被视为胃癌前状态。慢性胃炎的主要症状为中上腹不适、饱胀、钝痛、烧灼痛等,可伴有上腹部轻压痛;也可表现为食欲不振、嗳气、反酸、恶心等消化不良症状;伴发恶性贫血时常有全身乏力、明显厌食、体重减轻等表现。慢性胃炎的治疗以杀菌、抑酸、保护胃黏膜、促胃肠动力为主,能有效改善临床症状,但易反复。对于伴有癌前病变的慢性胃炎目前西医尚无有效的治疗措施。

二、中医病因病机

在中医疾病范畴,慢性胃炎可归结为"胃痛""痞症""呃逆""嘈杂""反酸"等疾病。慢性胃炎的病因多与饮食、情志、劳倦内伤、先天禀赋相关,其中长期饮食、作息和情志的异常是慢性胃炎普遍存在的主要原因。病理因素为气滞、食滞、痰湿、血瘀、寒凝、热郁。脾胃受纳、腐熟、运化水谷,若饮食不节,易伤脾胃;肝主情志,情志不畅,肝气不舒,肝木横克脾土,脾胃功能受损;劳倦内伤,先天禀赋不足,脏腑失于濡养,脾胃功能低下。

笔者认为脾胃虚弱是慢性胃炎的根本病机,在脏与肝密切相关,本虚标实、虚实夹杂。太阴脾土主运化水谷精微,主统血,为气血生化之源,是中焦气机枢纽。脾胃虚弱,运化不能,则气虚或滞、血虚或瘀、阴虚或阳虚、水湿不化。"土得木而达",脾土的正常运化功能有赖肝木的条达,因而临床常见肝脾同病。肝木调畅全身气机,脾胃又为全身气机的枢纽,故而肝脾同病最易先出现气机的阻滞,日久可郁而化热。慢性浅表性胃炎以脾胃虚弱夹有气滞、湿阻多见,病情轻。慢性萎缩性胃炎以脾胃虚弱夹有气滞、湿阻、阴虚、血瘀多见,常伴有肠化、异型增生等,病程长,病情较重。痰湿、瘀血是慢性萎缩性胃炎重要的病理因素,尤其是瘀血的严重程度与萎缩性胃炎的严重程度密切相关。

三、临证治疗

笔者治疗慢性胃炎的关键在于固护脾胃,同时辅以行气消胀、清热祛湿、活血祛瘀等疗法,并配合饮食调节、心理疏导等方法综合调治。慢性胃炎常兼具多种病理因素,从而表现出多证杂合。其基本证型包括脾胃气虚、肝胃气滞、湿热中阻、脾胃阴虚、脾胃虚寒、胃络瘀阻。慢性浅表性胃炎与慢性萎缩性胃炎临床表现大致相同,前者对症治疗即可,后者则需针对黏膜病理改变进行有针对性的治疗。导致萎缩性胃炎形成的重要病理因素为痰湿和瘀血,因此化痰湿、散瘀血对于逆转黏膜病变尤为重要。萎缩性胃炎的黏膜病理变化属于癌前病变,其病变机制与癌变有相通之处,故解毒抗癌在萎缩性胃炎的治疗中也十分重要。

健脾、祛湿、化瘀、解毒乃笔者治疗慢性萎缩性胃炎的四大要点,笔者自创三草调胃汤，以太子参、炒白术、茯苓、土茯苓、石见穿、仙鹤草、蒲公英、白花蛇舌草、丹参、莪术、炙甘草为主要药物组成，作为临床治疗慢性萎缩性胃炎癌前病变的基础方。太子参性平，补气健脾，为清补之品，无寒热之弊，能扶助后天之本。本虚标实是慢性萎缩性胃炎的基本病机状态，故而健脾胃、恢复脾胃功能是治疗的根本任务。白术为补气健脾要药，还可燥中焦湿浊，茯苓利水渗湿、健脾，二药合用，既助太子参补益脾胃之气，又可除痰湿之邪，共用以建中焦脾胃，除湿浊阴邪。活血化瘀常用丹参、莪术之辈。《临证指南医案》云："胃痛久而屡发，必有凝痰聚瘀。"丹参苦微寒，活血化瘀，清热凉血；莪术辛苦温，活血化瘀，可行气。"心腹痛者，非血气不得调和"，二药合用，寒温相济，行气活血化瘀效果极佳，且破气之弊小。白花蛇舌草味甘、淡，性凉，功效清热，利湿，解毒；蒲公英味苦、甘，性寒，善于清热解毒，"其气甚平，既能泻火，又不损土"，并且在抑制幽门螺杆菌方面具有良效；土茯苓味甘、淡，性平，解毒，除湿，健脾胃；石见穿清热解毒，活血止痛；仙鹤草味苦，性平，下气活血，理百病，散痞满，兼补虚。现代药理表明，以上五味药物都具有抗肿瘤的效应。偏于湿热者，选用白花蛇舌草、蒲公英、土茯苓为佳；偏于血瘀者，选用石见穿、仙鹤草为佳。炙甘草甘、平，补脾和中，助参、术等补中益气之力，更可调和诸药。诸药合用，攻补兼施，共奏健脾助运、祛湿化瘀、解毒抗癌之效。

对慢性萎缩性胃炎进行靶点控制以后便是随证治之。当患者出现胃脘、胁肋部胀满或胀痛常因情绪因素诱发或加重、嗳气频作、脉弦时，表明存在肝胃气滞，此时当予疏肝理气和胃，加柴胡、白芍、香附、佛手、枳壳等；若兼见心烦易怒、反酸、口干、口苦、大便干燥、舌质红、苔黄、脉数等，乃肝胃湿热，加焦栀子、郁金清郁热。当患者出现脘腹痞满或疼痛，身体困重，大便黏滞或溏滞，食少纳呆，口苦，口臭，精神困倦，舌质红，苔黄腻，脉滑或数，是中焦湿热之象，加黄连、竹茹清热化湿。如患者胃痛喜温喜按，恶冷食，泛吐清水，四肢倦怠，腹泻或伴不消化食物，舌淡胖边有齿痕、苔白滑，脉沉弱等虚寒之象明显时，加干姜、黑顺片、肉桂、桂枝等温中补阳。如患者胃阴不足，胃脘灼热疼痛，胃中嘈杂，似饥而不欲食，口干舌燥，舌红少津或有裂纹、苔少或无，脉细或数时，需养阴益胃，重用北沙参、麦冬、芍药，阴虚热盛者，加生地黄。

胃病患者容易出现几个典型症状，中药中均有特效药，用之屡验。反酸明显者，加炒海螵蛸、煅瓦楞子、煅牡蛎；嗳气明显者，加旋覆花、代赭石；疼痛明显者，加芍药、甘草、延胡索；腹胀明显者，用大腹皮、莱菔子、木香、沉香；嗳食酸腐者，加莱菔子、神曲、山楂；便秘者，用生白术；便溏者，用炒白术。

四、验案举例

案例 1

宋某,22 岁,男性,食后胃脘胀满不适 2 年余。当地医院胃镜病理提示:慢性中度浅表性胃炎伴胃窦部中度肠化。患者形体肥胖,平素喜烧烤、油炸食品,作息不规律。

2019 年 10 月 17 日初诊。症见:食后胃脘胀满不适,欲吐,打嗝,午睡后起立时易头晕,睡觉时流涎,大便稀溏、臭秽,舌淡红,苔腻偏黄,舌下静脉曲张明显,脉沉缓。

西医诊断:慢性胃炎。

中医诊断:痞证(脾虚湿蕴,瘀阻气逆)。

治法:健脾祛湿,行气散瘀。

方药:三草调胃汤加减。

太子参 15g	炒白术 30g	茯 苓 12g
黄 芪 15g	炒木香 6g	炒陈皮 12g
姜半夏 9g	旋覆花 12g	代赭石 15g
仙鹤草 15g	石见穿 15g	土茯苓 15g
盐益智仁 12g	炒丹参 15g	莪 术 12g
白花蛇舌草 15g		

煎服法:14 剂,水煎,分 2 次服,每日 1 剂。

二诊:诉饭后仍有腹胀、打嗝,呕吐感消失,头晕,流涎,大便成形、黏而臭秽,舌淡红,苔白,脉沉缓,HP(+)。予上方加蒲公英 30g,共 14 剂。

三诊:诉腹胀、打嗝、头晕、大便黏臭症状明显缓解,睡时流涎消失,有口干,晨起明显,舌淡红苔薄白,二诊方去太子参、半夏,加北沙参 15g、麦冬 15g、竹茹 10g,共 14 剂。

四诊:前述症状消失,偶有口干,予原方继服。以后按时每半月复诊,随症调整处方,服用 6 个月后,无明显不适症状,复查胃镜提示仅存在慢性浅表性胃炎,肠化消失,HP(-)。

讨论:患者年纪较轻,已患有肠化病变,因其平素饮食结构不健康、作息不规律所致,日久则致脾胃受损。脾胃为气机升降的枢纽,气血生化之源,主运化水谷,气血丰富,因而脾胃一虚,气机不行,水谷不运,痰湿不化,气血生化乏源,诸症皆起。患者腹胀欲吐、打嗝，乃中焦气机失调，胃气上逆的表现；头晕是由于脾胃虚弱，清阳不升；流涎是脾虚失于固摄；脾虚夹有湿热，则大便稀溏、臭秽，舌淡红，苔腻偏黄，脉沉缓；舌下静脉曲张明显为瘀血之象。此患者为脾虚湿蕴，夹有瘀阻之证，属于典型的三草调胃汤证，兼有胃气上逆，故予三草调胃汤加减。患者有饭后头晕，是脾虚不能升清，加甘温黄芪助太子参健脾胃之力；打嗝比较明显，予旋覆花、代赭石降逆胃气；加辛温之益智仁益脾摄唾；木香、陈皮皆可健脾，行脾胃气滞，陈皮还可燥湿化痰，二药合用行中焦气滞，消腹胀不适。脾苦湿，急食苦以燥之；脾欲缓，急食甘以缓之，以甘补之。诸药苦甘为主，寒温相济，性味平和，健脾为先，行中气，祛湿化瘀解毒。二诊时，患者虽诸多症状仍在，但较前减轻，大便黏臭，此为湿热表现，检查 HP（+），于是加用蒲公英清热解毒，且蒲公英对幽门螺杆菌感染有良效。三诊时，患者腹胀、打嗝、头晕、流涎、大便黏臭等症状缓解，口干明显，予滋养胃阴。将太子参改为甘寒之北沙参，去辛温之半夏，换以甘寒之竹茹，加麦冬，增加养阴作用，缓解口干症状。四诊时患者已无明显不适症状，仅口干，予原方继服，治疗满 2 个疗程后复查胃镜结果，肠化消失，HP 转阴性。

案例 2

患者，女，28 岁，胃脘部反复隐痛 1 年余。当地医院胃镜病理提示：胃窦慢性萎缩性胃炎，部分腺体不典型增生（不能确定的上皮内瘤变）及肠上皮化生，萎缩（++），肠化（+++），单核细胞（++）。患者平素工作繁忙，经常熬夜，作息、饮食不规律。

2018 年 12 月 17 日初诊。症见：胃脘部反复隐痛，时有嘈杂不舒感，食后腹胀，时有反酸，晨起口苦，口干，心烦易怒，大便稍干，舌红，苔白，舌根苔黄偏厚，脉弦。

西医诊断：慢性萎缩性胃炎。

中医诊断：胃痛（肝郁脾虚，湿热内生）。

治法：疏肝健脾，清热化湿。

方药：柴胡疏肝散合三草调胃汤加减。

炒柴胡 9g	白　芍 12g	佛　手 9g
生白术 15g	太子参 15g	天　冬 12g
郁　金 10g	茯　苓 12g	山　药 15g
麦　冬 15g	炒黄芩 9g	石见穿 15g

土茯苓 15g	莪　术 6g	仙鹤草 15g
预知子 9g	蒲公英 15g	丹　参 15g
炒海螵蛸 15g	白花蛇舌草 30g	

煎服法：14 剂，水煎，分 2 次服，每日 1 剂。

二诊：患者诉服完 14 剂药后腹胀同前，口干、口苦有所减轻，反酸消失，大便仍干，舌红，苔薄白，舌根偏黄，原方去炒海螵蛸，加木香 6g、炒莱菔子 15g，生白术增加为 30g。14 剂。

三诊：患者腹胀明显缓解，稍感口干，偶有口苦，大便变软，舌淡红，苔薄白，根处黄偏厚。效不更方，继用前方 14 剂。

四诊：患者情绪较前改善，口苦未完全消失，晨起口气较重，予前方加半枝莲 15g。14 剂。

五诊：患者初诊症状消失，无明显不适，饮食不注意时胃脘部会有不适，嘱忌辛辣刺激饮食。

此后守方治疗 7 个月，其间根据患者主诉稍稍调整辅佐药物，复查胃镜，未见溃疡，病理提示胃窦慢性萎缩性炎，萎缩(+)，单核细胞(++)，病变较前明显减轻。根据患者需求，继续门诊随诊治疗。

讨论：本患者为年轻女性，胃黏膜病变较重，属于中度萎缩伴有中度肠化。患者因平时饮食、作息明显失调导致脾胃功能受损，工作压力较大，情绪比较急躁，肝气郁结的症状比较明显，肝气横逆又可犯胃，则出现腹胀、反酸、口苦等表现，肝胃气郁不疏，津液不布，日久化热，胃阴受损，则口干、便干。舌根苔黄偏厚，表明体内有湿热蕴结。此患者属于肝脾同病，在三草调胃汤基础上加强疏肝、养阴、清热的药物。由于本例为中度萎缩伴有中度肠化，故方中解毒抗癌之力需增加，因而加用柴胡、白芍、佛手疏肝行气；天冬、麦冬滋养胃阴；黄芩、郁金清肝胃郁热；预知子既可疏肝行气，又能活血止痛；炒海螵蛸抑酸。二诊时患者腹胀未缓解，加木香、炒莱菔子行气消胀；大便仍干，生白术用量加大。四诊时患者诉口苦、有口气，考虑中焦湿热未除，加半枝莲清热解毒兼活血。14 剂后患者诸症状缓解，坚持治疗 2 个多疗程，胃脘不适症状消失，胃黏膜病变明显减轻。

成年人多有慢性浅表性胃炎，一般无明显不适症状，脾胃功能良好。慢性萎缩性胃炎反映脾胃受损日久，而肠化的出现则意味着病情的加重，脾胃虚弱，夹有痰湿瘀血。对于单纯因浅表性胃炎而胃脘部不适的患者，随证治之，注意饮食作息，控制症状即可，无需过多服药。对于慢性萎缩性胃炎患者，即使症状得到控制,仍需继续服用药物,3 个月为 1 个疗程,坚持服用 2 个疗程,可去复查胃镜,评估治疗效果,部分缓解或不愈者,继续坚持治疗。

第三节　消化性溃疡

一、概述

消化性溃疡(PU)指胃肠道黏膜被自身消化而形成的黏膜的局限性组织缺损、炎症与坏死性病变,深达黏膜肌层的病变,以胃、十二指肠球部溃疡最为常见。消化性溃疡的病因主要包括幽门螺杆菌(HP)感染、长期服药(非甾体抗炎药、糖皮质激素、化疗药物等)、遗传因素、胃排空障碍等,与慢性胃炎存在着密切的联系。本病的主要临床症状为上腹疼痛不适,与进食密切相关。就疼痛部位与进食的关联性来看,胃溃疡的疼痛部位在上腹偏左,一般饭后半小时左右便开始疼痛,直到下次餐前方能缓解;十二指肠溃疡的疼痛在上腹偏右,多为空腹痛、半夜痛,进食可以缓解。症状不典型的一些患者可能仅仅表现为腹胀、纳差、嗳气、反酸等消化不良症状。消化性溃疡常见并发症有上消化道出血,严重还会引起消化道穿孔、幽门梗阻,甚至癌变。目前西医治疗主要采用抑酸、保护胃黏膜治疗,有 HP 感染者消除 HP 等对症治疗。溃疡患者一般病史较长,易反复发作。大部分溃疡愈合后 1 年内会再次复发,因此,如何提高溃疡愈合质量、减少复发是治疗的主要目的。

二、中医病因病机

消化性溃疡属于中医"胃痛""吞酸""嘈杂""痞证"等疾病范畴,常见于"胃痛"中。消化性溃疡的病因病机与慢性胃炎类似,两者属于同种中医疾病范畴,并且常同时出现,病因都与饮食、情志和禀赋相关,外邪会诱发、加重症状,病位在脾、胃、肝,基本病机都属于脾胃受损。笔者认为,与慢性胃炎相比,消化性溃疡的病机更加偏重于"瘀"。

胃乃气血之海,足阳明胃经是全身气血最为丰富的经络。杨上善言"胃受水谷,化成血气,为足阳明脉,资润五脏六腑,五脏六腑禀成血气,譬之四海滋泽无穷"。作为气血生化之源,脾胃之病变极易导致气血化生和运行的异常,而消化性溃疡则是脾胃气血化生和运行异常的结果。

"有诸内者,必形诸外",司外揣内是中医治疗疾病的一个重要原则,而在医学科技发达的今天,借助内镜我们可以直接观察胃中的变化,来进行微观的辨证,胃镜下的微观辨证逐渐得到人们的重视。结合胃镜所示,我们观察到消化性溃疡的镜下病变特点是周围黏膜充血、水肿,伴有渗血、血痂。《素问·举痛论》言:"百病生于气也。"出现这种黏膜破损的情况主要由于气血不达,黏膜失于濡养。气血不达又有两点原因:其一是由于气血不足,多为虚证,即《景岳全书》所载:"凡人之气血,犹源泉也,盛则流畅,少则壅滞,故气血不虚则不滞,虚则无有不滞者。"其二是由于气血不通,多为实证,即唐容川所言"瘀血在经络脏腑之间,则周身作痛,以其堵塞气之往来,故滞碍而痛,所谓痛则不通也"。气血失荣不通日久,在里发为溃疡之实,在外则表现为胃脘疼痛。而从临床症状来看,多数溃疡患者疼痛拒按,痛处固定不移,犹如针刺,是以血瘀实痛者居多。因此,笔者认为消化性溃疡在病机形成方面多为正虚邪实,气滞血瘀,日久成疡。脾胃功能受损是消化性溃疡的根本原因,气血瘀滞是消化性溃疡形成的关键点,其余湿热、寒湿、气血不足、阴虚、阳虚等多为兼证。

三、临证治疗

笔者临证治疗消化性溃疡时,首先分为发作期与缓解期,急则治其标,缓则治其本。如患者胃痛急迫,当先以活血化瘀之法消其溃疡,待患者症状稳定,再调节脾胃功能,复其后天生化之源。

在发作期,消化性溃疡患者前来就诊的主要原因是胃脘疼痛不适,此时应该以缓解其疼痛为主,使瘀滞消散、黏膜愈合。笔者总结多年临床经验,以"七白粉"针对糜烂性胃溃疡的血瘀病变进行对症治疗。方中用三七、白及等分合用,配合山药、白术等分益养脾胃,三七、白及与山药、白术的配比在1:2左右,研粉嘱患者吞之,以促进溃疡愈合。三七甘苦微温,功效散瘀止血,消肿定痛。古时人称三七为"金疮要药",因其具有双向调节功能,瘀时可散,出血时可止,因而散瘀无出血之弊,止血无留瘀之患,与补血补气药同用则效力更加。白及苦甘微寒,性涩,功效收敛止血,消肿生肌。白及涩中有散,补中有破,善于去腐、逐瘀、生新,善治痈疽疮毒之破溃。三七与白及合用,能活血化瘀、敛疮生肌,研粉吞服还可覆盖病所,保护胃黏膜,让药物与病位充分接触,减轻糜烂,发挥药效。

《血证论》云:"瘀血在里,则口渴,所以然者,血与气本不相离,内有瘀血,故气不得通,不能载水津上升,是以发渴,名曰血渴。"今以三七之温散治其胃脘积久之瘀,而津液存内未复,《黄帝内经》云"脾主为胃行其津液者也",是以笔者在三七、白及之外加用山药与白术,山药可滋养脾阴,兼制三七温热之性;白术益气健脾,培固中土,两药合用以复脾胃之"水精四布,五经并行"的生理常态。

治病应当求于本,若只局限于控制症状,失去了固护脾胃的根本,即使病情短暂出现好转,长期来看也会发生病情反复、迁延不愈的情况,所以在缓解期的治本显得极其重要。在缓解期,患者的主要诉求不在于痛,而在于各种各样的脾胃症状,或湿盛、或中虚、或少气乏力、或小便不利,笔者重视脾胃后天之本的地位,在健脾和胃的原则之下遣方用药,以调整恢复整体功能。

若患者胃气虚弱,气短脉弱,当以四君子汤为主。四君子汤用方精简,能复脾胃敦厚生养之德。若患者脉弦,气弱自汗,四肢发热,或大便泄泻,或皮毛枯槁,发脱落,此为表虚里弱,营卫不调,当从黄芪建中汤以治之,助荣卫之升降,建中焦之气血。观此两者,凡论及益气健脾,必不离参、芪、术类也,亦合东垣甘温除热之要旨。

除却虚证,亦有实邪未尽、虚邪留恋中焦之病,《素问·阴阳应象大论》云:"湿胜则濡泻。"如患者脉缓,病怠惰嗜卧,四肢不收,或大便泄泻,此为湿胜,当从平胃散之意。《素问·脏气法时论》云"脾苦湿,急食苦以燥之",故以苍术、黄柏之苦泻其湿。若患者血渴未解,津液未复,而证见渴欲饮水,小便闭涩,赤黄量少,此水蓄于下。若不能输布津液于上,以五苓散治之。治渴必先治水,五苓散剂能留于中焦,通调水道,再借服时饮暖水之力,使水精四布,上输下注,热解津回,则小便利而渴自止矣。

至于消化性溃疡其余常见证候,如肝气犯胃、脾胃湿热、瘀血阻络、胃阴不足、脾胃气虚、脾胃虚寒等诸多证型,与慢性胃炎相类似,随证治疗可参考慢性胃炎论治。

四、验案举例

案例 1

赵某,女,43岁,反复胃脘部疼痛3年余,曾去医院行胃镜检查,提示慢性浅表性胃炎、十二指肠溃疡,予奥美拉唑、氢氧化铝凝胶治疗,服药后疼痛症状可缓解,但停药数月后又会再发。近3天疼痛又发,疼痛性质同前,遂来门诊就诊。

2019年1月17日初诊。症见:空腹时胃脘灼痛,痛处固定,进食后可缓解,口苦口黏,晨起口气明显,常感腹胀不舒,排矢气后可缓解,大便黏臭,排便不爽,舌红苔黄腻,脉滑。

西医诊断:十二指肠溃疡。

中医诊断:胃痛(脾胃湿热,气滞瘀阻)。

治法:清热祛湿,健脾祛瘀。

方药:六君子汤合香连丸加减。

太子参 15g	炒白术 15g	茯　苓 12g
黄　芩 6g	黄　连 3g	姜半夏 9g
大腹皮 12g	木　香 9g	陈　皮 12g
土茯苓 15g	石见穿 15g	仙鹤草 15g
甘　草 6g		

煎服法:14 剂,水煎,分 2 次服,每日 1 剂。并嘱其早上空腹吞服七白粉 10g,每日 1 次。

二诊:患者诉胃脘疼痛明显缓解,口苦、口黏消失,腹胀减轻,大便仍黏,排便不爽感消失,舌红苔黄,脉滑。原方继服 14 剂,七白粉继服。

三诊:患者诉诸症缓解,查舌红苔白,脉较前和缓。予原方继服。

患者继续治疗 2 个月后停药,随访 2 年,胃痛偶有因饮食失节而发生,但持续时间短,程度轻,一两日便缓解,未再服用过西药。

讨论:本患者病史长,易于反复发作,原因是之前仅对症治疗,脾胃功能没有得到改善。初诊时有典型的脾胃湿热的症状:胃脘灼痛、口苦口黏、口气重、大便黏臭、舌红苔黄腻、脉滑等。腹胀不舒,乃脾胃湿热阻滞,运化失职,气机留滞胃肠。对于消化性溃疡,笔者皆从瘀论治,因而辨为脾胃湿热,夹有气滞瘀阻。又因患者病程久,脾胃之气必有耗损,处方用药仍需以益养脾胃为本,方可使药效持久,以免短期内复发。太子参、炒白术益气健脾;黄芩、黄连清热燥湿,善祛脾胃湿热,半夏、陈皮、茯苓取二陈汤之意,助芩、连祛脾胃湿邪;土茯苓、石见穿助芩、连清热,土茯苓兼可祛湿,石见穿还可活血止痛;仙鹤草下气活血,兼可补虚,大腹皮、木香善于行气消腹胀,三药合用行气祛瘀,消腹胀,还可增强三七、白及化瘀止血之功;甘草益气健脾,还可清热解毒,调和诸药。全方以祛湿热之力强,兼行气化瘀,又不忘固护脾胃之本,疗效显著。

案例 2

杨某,女,48 岁,胃脘反复胀痛 2 个月余。疼痛时间以饭后为主,当地医院胃镜提示:胃体散在溃疡。服用奥美拉唑、铝碳酸镁疼痛可减轻,但服药后食欲不佳,患者不想继续服用,遂来门诊就诊。

2018 年 9 月 30 日初诊。症见:食后胃脘胀痛,食欲下降,情绪急躁,二便可,舌淡红苔白,脉弦。

西医诊断:胃溃疡。

中医诊断:胃痛(肝气犯胃,气滞瘀阻)。

治法:疏肝和胃,行气祛瘀。

患者因工作繁忙,想服用中成药,不愿意服用汤药。应患者诉求,予逍遥丸加七白粉,嘱其 1 个月后复诊。

二诊:患者诉服药后疼痛消失,食欲较前恢复,嘱其继续服用七白粉 1 个月,如无不适,无需复诊,后患者未再前来。

讨论:本患者病程短,不适症状少,以胀痛为主,平素情绪急躁,脉象弦,属于肝气犯胃之证,食欲下降考虑因服用抗酸药引起。因其病情较轻,应其要求予中成药治疗,治法仍是疏肝和胃,行气化瘀。逍遥散以疏肝健脾功效为主,符合患者病证要求,同时予七白粉口服,活血化瘀,敛疮生肌。患者服用西药不耐受,中药标本兼顾,无不良反应。

消化性溃疡症状控制较简单,如何避免反复发作是治疗的重点。中医药辨证治疗,标本兼顾,能有效减少溃疡的复发,减少胃脘部疼痛不适的发生。除药物治疗,还需对患者进行健康指导,嘱禁食辛辣、肥甘厚味及寒凉之品,规律作息及饮食,才能从源头解决问题。对于反复溃疡病发作者,要嘱其定期行胃镜检查,避免恶变。

第四节　炎症性肠病

一、概述

炎症性肠病(IBD)是由环境、遗传、感染和免疫多因素相互作用引起的,异常免疫介导的肠道慢性非特异性炎症,其病变范围广泛,好发部位多位于乙状结肠、直肠以及降结肠,甚至延伸至整个结肠,临床以发作、缓解和复发交替为特点,是常见的消化系统疑难病,有终生复发倾向。炎症性肠病中又以溃疡性结肠炎和克罗恩病为其主要疾病类型,溃疡性结肠炎与克罗恩病临床表现类似,以腹痛、腹泻、发热、营养不良以及外周关节炎、结节性红斑等肠外炎症性病变等为主。但两者也有区别，例如溃疡性结肠炎多出现黏液脓血便，克罗恩病一般没有黏液脓血便。就病情程度而言，克罗恩病较溃疡性结肠炎更重。由于机制复杂，病机不明确，炎症性肠病的西医治疗还缺乏有效的标准，临床主要运用氨基水杨酸、糖皮质激素、免疫抑制剂等依据症状轻重进行对症处理，控制炎症反应，其不良反应较多，复发率高。

二、中医病因病机

根据炎症性肠病的临床表现及其反复发作、迁延难愈的病情特点，将本病归属于中医的"腹痛""痢疾""久痢""肠澼"等病范畴。病位在于肠胃，可累及肝肾。炎症性肠病病机复杂，病因众多，如《丹溪心法》言"痢有气虚兼寒热，有食积，有风邪，有热，有湿"。素体脾气虚弱是本病发病的基础，感受外邪、饮食不节、情志失调等是炎症性肠病主要的发病诱因。其病理因素主要有湿热、瘀热、热毒、痰浊、气滞、血瘀等，变化多端，症状多样。

笔者治疗炎症性肠病认为脾胃虚弱、痰湿瘀血内蕴是病情反复难愈的主要原因。脾胃素虚，邪疫食毒积滞于肠间，湿热内生，壅滞气血，妨碍传导，肠道脂膜血络受伤，或腐败化为脓血，或与痰湿胶结而成积，即古籍所谓"盖伤其脏腑之脂膏，动其肠胃之脉络，故或寒或热皆能脓血"之意。《素问·灵兰秘典论》云："大肠者，传道之官，变化出焉。"大肠司传导之职，有传送糟粕的基本职能，又主津液的进一步吸收，若湿、热、疫毒等病邪积滞于大肠，导致肠腑气机阻滞，津液再吸收障碍，肠道不能正常传导糟粕，或糟粕郁积于内，或津液下流于下，因而产生腹痛、腹泻之症。《景岳全书》言："然病在广肠，已非食积，盖食积至此，泻则无留，而所留者，惟下陷之气，气本无形，故虽若欲出而实无所出，无所出而又似欲出，皆气之使然耳。"脾胃虚弱日久，气机失常，短时难以恢复，时日久之，而渐成气陷之病，气陷于下，腹痛而欲大便则里急，气机不畅致大便不爽则后重，成里急后重之象。

本病总体而言为本虚标实之证，《医碥·痢》有云："不论何脏腑之湿热，皆得入肠胃，以胃为中土，主容受而传之肠也。"诸脏湿热易传肠胃，故活动期以实证为主要表现，其主要病机为湿热蕴肠，气血不调，而在缓解期病情多属虚实夹杂，主要病机表现为脾虚湿恋，运化失健。

三、临证治疗

笔者治疗炎症性肠病分活动期和缓解期，急则治其标，缓则治其本，同时仔细分析患者的寒热虚实。《灵枢·五色》云："病生于内者,先治其阴,后治其阳,反者益甚。病生于阳者,先治其外,后治其内,反者益甚。"遵循热者清之、寒者温之、塞则通之、虚则补之的治疗原则。若见寒热交错者,宜清温并用;虚实夹杂者,则通涩兼施。

《灵枢·口问》曰:"中气不足,溲便为之变。"笔者治炎症性肠病尤其重视二便情况。大便通水谷之海,肠胃之门户也;小便通血气之海,冲任水道之门户也。观察大小便色泽,或通过问诊间接了解二便性状,对辨证具有重要意义。从二便言之,小便清白而兼腹痛者多寒,小便黄而淋痛者多热;大便赤多者当重用血药,大便白多者重用气药;从症状而言,后重则宜下,腹痛则宜和,身重则除湿,血脓稠黏则以重药竭之;从脉象而言,脉弦则祛风。

阴阳虚实既分,接下来便是辨证论治,在活动期当以清热除湿、调气和血为治疗法门,笔者常以白头翁汤加减进行治疗。白头翁汤的主要组成药物是白头翁、大黄、黄连、秦皮。白头翁苦寒,最善清热解毒、凉血止痢,对热毒之黏液脓血便、里急后重等有良效。《本草正义》载:"主热毒下痢紫血、鲜血者……其性轻扬,颇能升清,以治滞下,非特苦泄,而有升举下陷之意,所以特有奇功。"大黄苦寒,泄热通肠,并且有化瘀之效,可推陈致新,滚痰涎,破癥结,散坚聚,止疼痛。秦皮苦涩寒,清热祛湿,涩肠止泻,与大黄合用一泄一收,无滑肠之痹,亦无敛邪之患。黄连泻阳明之火,主治五脏冷热下泄脓血,调理胃肠。

临床视病情表现不同,笔者又常加用黄芩、木香、三七。黄芩入肺经,肺与大肠相络属,清肺中之火,泄大肠之热;木香煨用,能入大肠,泄肺气,东垣以黄连制之,虑其气行过于通畅,难免有走泄之患也。黄芩、木香与黄连三药合用,苦泻通降,厚肠止痢,有通因通用之妙。"旧血不去,新血不生",若瘀不去,则损伤之黏膜难以愈合。三七苦温,活血化瘀,可使湿热之邪与胶着之瘀血分离,从肠道排出。木香和三七的运用受启发于医籍"行血则便脓自愈,调气则后重自除"的论述,目的在于调气行血。白头翁汤过于苦寒,不可久用,应当中病及止。若患者湿热之中夹有脾肾虚寒之证,需少佐干姜、高良姜、附子之类药物温阳散寒,避免脾土虚败;若血便明显,加用地榆、侧柏炭、茜草等药凉血止血;若大便白冻黏液较多,用苍术、砂仁、半夏、陈皮等温药除湿;若腹痛明显,加白芍、甘草、延胡索等缓急以止痛、行气以通络。

"人以胃气为本,而治痢尤要",是以缓解期的治疗主要在于扶正固本,延缓病情进展,减少疾病的复发。首先要固护正气,其次祛内蕴之痰湿瘀血。固护正气以调养脾、胃、肝、肾为主,由于治疗急性期的方药之中苦寒之品较多,大剂量使用有损伤胃气之弊,所以在炎症性肠病的治疗过程中应把顾护胃气贯穿于治疗的全过程。在大量应用苦寒解毒之品后,运用益气健脾之药升举下陷之气机,且在使用寒药过程中应该有所佐制以避免凉遏太过。

若其余诸虚,则可根据肝郁脾虚、脾肾阳虚、肝肾阴虚的不同分型论治。肝郁脾虚者,予痛泻要方合逍遥散加减;若脾虚气陷重者,多用炙黄芪、炙升麻、炒柴胡等药升举阳气,重用炒白术、芡实健脾止泻;脾肾阳虚者,予附子理中汤合四神丸加减。《素问·经脉》曰"是主肾所生病者……肠澼",若肾虚者久泻,病必不良,当以用五味子、山茱萸、山药、鳖甲等药补肾益精,再以乌梅、仙鹤草、诃子涩肠止泻。肝肾阴虚者,予六味地黄丸合二至丸加减,炎症性肠病患者由于存在慢性失血的情况,容易出现阴血不足之证,当予当归、熟地黄之类加减滋阴养血。

"祛内蕴之痰湿瘀血"即祛邪以扶正,若内邪不除,必有祸害。炎症性肠病缓解期,有痰湿瘀血稽留,应在扶正固本基础上,少佐祛邪之药。所用之药与活动期相似,但活动期用药讲究种类多、剂量大,保证药力强劲,缓解期则相反,应种类少、剂量小,使药力和缓,保证祛邪不伤正。笔者常用炒木香、砂仁、炒枳壳、姜厚柏、蒲公英等药物,祛除痰湿,调节气机。

四、验案举例

案例 1

张某,男,65 岁,反复黏液脓血便 12 年。2007 年行肠镜检查考虑"溃疡性结肠炎",服用美沙拉嗪片,同时用美沙拉嗪栓塞肛治疗,症状好转,后症状反复发作。2015 年再次行肠镜检查,诊断为"溃疡性结肠炎(泛结肠型)",继续用美沙拉嗪内服联合栓剂塞肛。后长期大便 2~3 次 /d,不成形,黏液脓血较少。近半个月大便次数又增多,4~5 次 /d,质稀、量少,夹有黏液脓血,脓血较多,自行服用美沙拉嗪片后大便次数有所减少,但仍有少量黏液脓血,遂来门诊就诊。

2019 年 8 月 22 日初诊。症见:排黏液脓血便,以黏液为主,2~3 次 /d,伴肛门灼热,里急后重,腹痛,饮食睡眠可,舌暗红苔黄,脉滑数。

西医诊断:溃疡性结肠炎。

中医诊断:痢疾(大肠湿热)。

治法:清热祛湿,调气祛瘀。

方药:白头翁汤加减。

白头翁 20g	秦 皮 15g	黄 连 12g
黄 芩 15g	大 黄 10g	木 香 10g
三 七 15g	陈 皮 12g	炒白术 15g
茯 苓 15g	黄 芪 15g	甘 草 10g

煎服法:14剂,水煎,分2次服,每日1剂。

二诊,患者诉黏液脓血已消失,无里急后重感,腹痛缓解,大便仍稀,2次/d,不成形,舌暗红,苔黄,脉滑。原方去白头翁、秦皮,炒白术加量至30g,加薏苡仁15g、苍术9g。共7剂。

三诊:患者诉大便成形,2次/d,无其他不适,舌暗红苔白偏厚,脉滑。原方改黄连3g、黄芩5g、大黄5g、木香6g,加仙鹤草15g、半夏9g、生姜3g。门诊随诊中,目前病情未反复。

讨论:本患者病史较长,反复发作,诊见时处于疾病活动期,虽服西药已控制部分症状,但仍表现为湿热实证。痢疾之病,需重调和气血,于是予清热祛湿、调气祛瘀法治疗。但患者病程久,脾胃之气必有损伤,虽以实证呈现,用药仍需固护脾胃。方中以白头翁汤清热解毒、凉血止痢为先,加木香、三七调气活血祛瘀;黄芪、炒白术、茯苓、甘草即四君子改人参为黄芪,黄芪益气健脾,还可托毒外出,适用于疮疡类疾病,陈皮既助芪、术健脾,又助芩、连燥湿,还可助木香行气,全方以苦寒清热为主,辅以甘温固护脾胃,使湿热之邪得去而正气不伤。二诊时患者湿热症状明显减轻,虑苦寒药物伤胃,中病及止,故去白头翁、秦皮。大便稀溏,乃脾虚湿邪作祟,加薏苡仁、苍术,白术加量以加强健脾祛湿之功。三诊时已无明显热象,苔白厚,脉滑,属于恢复期脾虚湿恋之症,处方应以扶正为本、祛邪为辅。芩、连等苦寒之药减量;加仙鹤草以补虚止痢;加半夏,合陈皮、茯苓乃二陈汤之意,祛痰湿之邪;生姜温胃,以除寒药之痹,助脾胃运化湿邪,以善病后。

案例2

杨某,男,45岁,反复黏液脓血便2年余。发病初期症状不重,大便夹黏液、脓血少,大便2~3次/d,未予重视。2018年3月大便黏液脓血增多,当地医院肠镜提示直肠多发溃疡,予甲泼尼龙静脉注射、地塞米松灌肠后症状缓解,后口服甲泼尼龙片联合美沙拉嗪片治疗。症状控制后逐步激素减量,3个月前停用激素,目前一直口服美沙拉嗪片。但患者大便持续稀溏半年余,遂来门诊就诊。

2018年11月19日初诊。症见:大便稀溏,2~3次/d,无黏液脓血,无里急后重,腹痛喜温喜按,纳差,怕冷,小便色白,舌淡苔水滑,脉沉细。

西医诊断:溃疡性结肠炎。

中医诊断:泄泻(脾肾阳虚)。

治疗:温补脾肾,助阳止泄。

方药:附子理中汤合四神丸加减。

党　参 20g	炒白术 20g	炒黄芪 15g
干　姜 9g	炒麦芽 15g	鸡内金 15g
山茱萸 12g	肉豆蔻 6g	黄　连 3g
木　香 6g	五味子 9g	仙鹤草 15g
菟丝子 15g	丹　参 12g	柴　胡 6g
附子(后下)9g	升　麻 3g	焦六神曲 15g
盐补骨脂 15g		

煎服法:14剂,水煎,分2次服,每日1剂。

二诊:患者诉大便次数减少,1~2次/d,质较前稍硬,不成形,腹痛频率有所减少,怕冷减轻,舌淡苔薄白,脉沉细。前方炒白术加至30g,服14剂。

三诊:患者诉大便稍成形,1~2次/d,腹痛消失,食欲渐增,怕冷症状明显好转,舌淡红苔薄白,脉沉细。原方去肉豆蔻、菟丝子,继服14剂。

四诊:大便不溏,偶有2次/d,以1次/d居多,怕冷症状消失,饮食可,无明显不适。

讨论:本患者病史较长,长期用激素治疗以控制症状,激素为寒凉之物,久服脾阳受损,久则及肾,脾肾阳虚,不能温化水湿,故大便稀溏,加之患者怕冷、腹痛喜温喜按、舌淡苔水滑、脉沉细皆是脾肾阳虚之象。予附子理中汤合四神丸温补脾肾,涩肠止泻。加黄芪增加益气健脾之功,菟丝子、仙鹤草助涩肠止泻之力;黄连、木香、丹参合用燥湿行气活血,与补涩药同用,既可清除隐藏之余邪以防敛邪,又可预防痰湿瘀血再聚;柴胡、升麻合用升脾胃清阳之气,升清止泻;焦六神曲、炒麦芽、鸡内金促进脾胃运化,既可增加食欲,又可助脾运化湿邪。全方以补涩为主,兼有通畅之性,涩不敛邪,通不伤正。炒白术健脾燥湿,对于促进大便成形具有良好的临床疗效,故二诊时患者诸症皆有好转,大便仍溏,将炒白术加量至30g,后大便遂好转。三诊时诸症十愈八九,病情向愈,稍去固涩之品,待正气来复,病可痊愈。

炎症性溃疡病属于脾胃系疑难杂症,难以完全治愈,旨在积极控制症状,减少复发,提高生活质量。医者还需嘱患者注意饮食调摄,忌生冷辛辣食物,进食少渣易消化食物,调畅情志,规律作息,避免劳累。医患互相配合,才能最大程度改善病情。

第五节　慢性肝病

一、概述

　　慢性肝病是指一系列诱因长期或反复作用,进展至以肝脏慢性、进行性、弥漫性的炎症、坏死、纤维化和假小叶、再生结节、肝内外血管增殖为病理表现,病程持续超过 6 个月的肝病。包括病毒性肝炎、脂肪肝、药物性肝病、肝纤维化、肝硬化等多种肝病。我国慢性肝病患者多为慢性病毒性肝炎。

　　目前认为,慢性肝病的发展趋势为"慢性肝炎→肝纤维化→肝硬化→肝癌"。慢性肝病的表现是很隐晦的,最突出的症状就是疲倦乏力和不思饮食。慢性肝炎的常见症状有腹部胀痛或不适,恶心呕吐,厌食油腻,食后胀满,或有黄疸、口干、大便或干或溏、小便黄,或有低热、头昏耳鸣、面色萎黄无华等。肝硬化除有肝炎的临床表现之外,还有腹水、腹壁血管突出、周身水肿、尿少、肝掌、蜘蛛痣等症状,严重者还可能发生大出血。本病病程较长,反复发作,缠绵难愈,治疗关键在于早期干预,控制症状,延缓病情进展。

二、病因病机

　　慢性肝病属中医学"胁痛""虚劳""癥积""黄疸""臌胀"等范畴,慢性肝病的病因涉及外邪、饮食、情志、禀赋,可归纳为外感和内伤两方面。外感湿热疫毒,内伤于酒毒、肥甘厚味及药毒。肝为刚脏,喜条达而恶抑郁,笔者认为肝脏在这些病因的影响下最易发生肝气郁结,疏泄失职。肝推动全身气血津液的运行,若肝气不疏,气不得行而成气滞,水不得行而成湿,血不得行而成瘀。又肝以阳为用,其性刚燥,湿聚不化易成湿热,故而慢性肝病初期常见气滞、湿热、血瘀为病。笔者认为,气滞、湿热、血瘀三者的交互影响是造成慢性肝病发病的重要病理因素,其中血瘀是造成肝脏病变的关键原因。肝内瘀血不化,肝脏失养,久而成积。因此笔者指出,在气滞、湿热、瘀血三大病理因素中,血瘀是慢性肝炎发展成肝纤维化、肝硬化的首要原因,表示慢性肝病病情的加重。

在脏腑方面,慢性肝病病位在肝,常肝脾同病,日久累及于肾,耗伤气血阴阳。笔者认为脾肾虚衰是多数慢性肝病患者症状难以缓解、病情进展的关键脏腑因素。凡肝病者,脾胃无不病也。《金匮要略》言"夫治未病者,见肝之病,知肝传脾,当先实脾",肝病易累及脾。正如张锡纯所言:"盖肝之系下连气海,兼有相火寄生其中……为其寄生相火也,可借火以生土,脾胃之饮食更赖之熟腐。故曰肝与脾相助为理之脏也。"肝为刚脏,体阴而用阳,主疏泄、主藏血,机体一身之气血赖肝木的推动运行;脾主运化,乃一身气血生化之源,肝得脾所输布的水谷精微滋养,才能使疏泄功能正常运行,而不致疏泄太过。如叶天士指出:"木能疏土而脾滞以行。"肝木疏泄有度,则脾胃生化有序。若肝木失于疏泄,气血运行不畅,致前路不通,脾胃运转便停滞不前,废而不用。除了脏腑关系的内在因素,外在因素也是导致肝病患者脾胃受损的重要原因。肝病患者长期大量应用苦寒清利解毒的药物,苦寒易伤脾胃,损伤脾胃阳气,导致脾胃气虚,运化失司,升降失常。肾藏一身元气,凡病日久,终将耗伤元气,损及肾元。并且肝肾同源,藏泻互用,阴阳互滋,因而肝病易累及于肾。

三、临证治疗

　　本虚是慢性肝病的基本病机状态,是由邪气犯肝,牵连脾肾所致。多数医家治疗慢性肝病重在疏肝行气、清热解毒、攻积散结,初用还能略有疗效,久则徒伤脾肾,湿越重,气越滞,血越瘀。在慢性肝病的治疗上,笔者认为应攻补结合,固护脾肾,调顺肝气,在保证脾肾之气不伤的前提下攻破实邪。脾肾得以健运,肝气才能正常疏泄,湿热、瘀血才能消散。临床治病,常以治脏与祛邪相结合,并且两者相互促进,治脏以祛邪,祛邪以治脏。慢性肝病治脏在于补肝、脾、肾之不足,祛邪在于散气、湿、血之郁滞。因此笔者治疗慢性肝病两大方针便是补肝、脾、肾之虚和祛气、湿、血之邪。

　　补虚之中,以脾胃之气最为关键,后期应重视调肾,补肝则贯穿在调理脾肾之中。肝病患者临床多见恶心呕吐、纳差乏力、大便不调等脾胃虚弱的症状,此乃肝郁脾虚之症。而脾胃功能的正常与否又会影响肝脏疾病的发生发展,所谓"非脾气之上行,则肝气不升,非胃气之下行,则胆火不降","欲治肝者,原当升脾降胃,培养中土,俾中宫气化敦厚,以听肝木之自理"。由此可知脾胃之气决定着肝胆之气的运行状态,故而健脾可调肝。笔者益气健脾用药常取四君子类,以参、芪、术为先;若患者肝郁气滞明显者,可加用陈皮、木香等既可健脾又善行气之药。肝脾同病者,还可常见肝脾血虚之症,如面色无华,唇舌色淡,爪甲不荣,经少色淡、脉细等,此时应加上当归、白芍、熟地黄等滋阴养血之药。

肝病日久进一步会伤肾。肝病后期乏力、消瘦、水肿等症状难以纠正的原因就在于脾肾受累,先后天阴阳气血之本皆损,致肝木失根,滋养乏源,病深不治。肝肾同病之时,常以肝肾阳虚、肝肾阴虚为主要临床表现。肝肾阳虚者,常见畏寒肢冷、面色苍白或发青、腰膝、少腹冷痛、小便清长、大便溏泄、舌淡苔水滑、脉沉弦等。笔者常用黑顺片、肉桂、干姜、菟丝子、杜仲等温阳之物。黑顺片乃温肾阳之首选药物;肉桂常用于阳虚兼上焦有热的情况;干姜用于兼有胃脘怕冷等胃阳不足之症者;菟丝子、杜仲用于阳虚兼有腰膝不适之症者。肝肾阴虚者,常见五心烦热、口燥咽干、手足心热、潮热盗汗、舌红少苔、脉细等,若阴虚风动还可见肢体震颤。枸杞子、女贞子、墨旱莲乃笔者临床常用的滋阴"三宝",滋补肝肾之阴,子母同治。枸杞子味甘,性微寒而润,"补内伤,大劳,嘘吸,坚骨,强阴"(《名医别录》),为肝肾真阴不足、劳乏内热补益之要药。女贞子、墨旱莲乃《医方集解》中二至丸的药物组成,益肝肾,补阴血,是滋养肝肾的良效之药。肝肾阴虚可致肝阳上亢,而见头痛目痛、头晕目眩、急躁易怒、夜寐不佳等,可佐以钩藤、石决明、牡蛎等潜镇肝阳。

祛邪即行气、祛湿、化瘀。气滞、湿阻、血瘀三者在病理上互为因果,相互促进。此诸邪不除,病情难愈。《丹溪心法》言:"气血冲和,万病不生,一有怫郁,诸病生焉。"肝主疏泄,调节气机,是维持人体气机正常升降出入的重要脏腑。肝主疏泄是其最主要的生理功能之一,而疏泄功能最根本的体现在于调畅气机,因而凡肝脏病,先肝气病。又"肝为万病之贼,五脏之气,唯肝气最活,善于他脏",所以疏肝行气之法在祛邪之中占据首位。肝气郁结者,情志失调为主要表现,常见精神抑郁、易怒等,气机瘀滞还可见胸闷胁痛,笔者常用柴胡、香附、佛手、代代花、木蝴蝶等疏肝行气,调畅气机。肝气病久可损伤肝阴,疏肝气之药长时间使用也会损耗肝阴,故而调理肝气之时适当佐以白芍、枸杞子等滋养肝阴之药可预防肝病生变。"气有余便是火",肝气郁久可致肝火上炎,而见头痛、面红目赤、口苦、心烦、难以入睡、夜寐多梦、舌红、脉弦数等症,此时在疏肝气的基础上应佐以栀子、黄芩、钩藤等清肝热之药。

肝气病久,则其促进脾胃运化、调节胆汁分泌排泄功能受损,水谷精微不得化,水湿不得泄,郁久而成湿热;晚期致脾肾阳虚,或患者素来阳虚体质,不能化热,则为寒湿。湿邪体内久蕴,可致气机不畅,血行瘀阻,加重肝脏病变。湿热者,见厌食油腻、肢体困重、身黄如橘、纳差便溏、苔腻。热象明显者多见口苦心烦、舌红苔黄、脉滑数等症。此时需清利湿热,常用龙胆泻肝汤、茵陈蒿汤等,常用药物可选用虎杖、茵陈、黄芩、山豆根等;寒湿者,见纳差便溏、肢冷困重、身黄晦暗、苔白腻、脉沉。常借鉴茵陈术附汤以温化寒湿,选用药物有干姜、附子、砂仁、白术等。

肝主藏血,肝气一病,势必影响血液运行,湿热夹杂,致肝络瘀阻,久则成积。《张氏医通》有云"以诸黄虽多湿热,然经脉久病,不无瘀血阻滞也",表明慢性肝病后期瘀血是关键的病理因素。笔者常用丹参、莪术、红景天、鸡血藤、川芎等行肝之瘀血。瘀久化积,若肝纤维化、肝硬化等病变已成,则需予软坚散结之药,以鳖甲、牡蛎、皂角刺、夏枯草最为常用。

慢性肝病的治疗效果与患者的生活习惯密切相关,应叮嘱患者以清淡饮食为主,忌肥甘厚味,多运动,控制体重,劳逸结合,增强机体免疫力,避免熬夜,保持心情愉悦。

四、验案举例

案例1

董某,男,53岁,10年前因纳差、乏力于外院诊断为慢性乙型肝炎肝硬化,曾予抗病毒治疗(具体不详),后遵医嘱口服护肝片治疗,纳差乏力症状时轻时重,2年前外院诊断为慢性肝炎肝硬化失代偿期。

2018年3月26日初诊。刻下症见:消瘦,乏力纳差,右胁肋部胀满不适,面色晦暗,常感口干,不欲饮水,夜眠不佳,大便稀溏,舌暗红边有瘀斑,苔白腻,舌底静脉曲张,脉沉细。辅助检查提示轻度贫血,ALT 120U/L,AST 130U/L,TBil 30.8μmol/L,DBil 12.9μmol/L,IBil 17.1μmol/L,总蛋白76g/L,白蛋白31g/L,球蛋白45g/L。

西医诊断:慢性肝炎肝硬化失代偿期。

中医诊断:积聚(气血亏虚,瘀血内阻)。

治法:益气养血,活血化瘀。

方药:归脾汤合柴胡疏肝散加减。

黄　芪 30g	炒白术 15g	酒当归 15g
熟地黄 15g	茯　神 20g	酸枣仁 15g
柴　胡 20g	太子参 15g	枳　壳 9g
姜半夏 10g	厚　朴 10g	赤　芍 30g
垂盆草 15g	茵　陈 15g	鳖甲(先煎)20g
炒丹参 15g	莪　术 15g	干　姜 3g
焦六神曲 15g	炒麦芽 15g	

煎服法:14剂,水煎,分2次服,每日1剂。

二诊:患者诉乏力、纳差好转。大便成形,舌脉同前。原方继服14剂。

三诊:患者症状稳定,无明显不适,仍稍感乏力,复查肝功能ALT 45U/L,AST 50U/L,TBil 28.3μmol/L,DBil 12μmol/L,IBil 16.3μmol/L。后门诊长期随诊治疗,病情稳定。

讨论:患者中老年,慢性肝炎病史,病情进展为肝硬化。从脏腑因素看,患者目前以肝脾虚损为主,从病理因素看,乃气滞血瘀之证。肝脾虚损,气血不足,则乏力纳差、面色晦暗、脉沉细;气血瘀滞则胁肋胀满、口干不欲饮、舌暗红边有瘀斑、舌底静脉曲张;大便稀溏、苔白腻因脾虚有湿。此患者虽病程久,肝脏病变重,但目前仅见肝脾受损,未累及于肾,相对而言症状较轻,方药立法以补虚祛邪为法,补亏虚之气血,祛滞气瘀血。补气健脾取黄芪、炒白术、太子参、茯神;补血取酒当归、熟地黄;行气取柴胡、枳壳;祛瘀消积取鳖甲、赤芍、丹参、莪术;祛湿用半夏、厚朴;焦六神曲、炒麦芽健运脾胃以助脾气恢复,茵陈、垂盆草对改善肝功能有效,但二药苦寒,故稍加干姜以制约其苦寒之性,避免加重脾胃虚损。酸枣仁养肝血,与茯神同用,安神助眠。其中补脾气与疏肝气同用,即能达到肝脾同补之功效。笔者临床常用茵陈、垂盆草治疗肝功能异常的患者,其降低肝酶的效果比较确切。此方药性平和,立法分明,以补为主,以攻助补,攻补兼施,立足于慢性肝病本虚的病机,又注重实邪已成的事实,塞中有通,以达气血充足、补而不滞的效果。患者在治疗过程中,肝脾虚损、气血不足的症状改善较明显,后期门诊随诊的治疗关键在于调补肝脾,避免病情进一步进展累及于肾。

案例2

林某,男,32岁,脂肪肝(中度)病史2年,体型肥胖,平素嗜肥甘厚味,嗜酒。

2019年6月17日初诊。症见:右胁隐痛,情志不遂时加重,乏力纳差,口苦,时感口中黏腻不爽,腹部胀满,嗜睡,大便黏腻,舌质红,苔黄腻,脉弦滑。3日前生化检查:ALT 79U/L,AST 50U/L,总胆固醇6.58mmol/L,甘油三酯3.28mmol/L。

西医诊断:脂肪肝。

中医诊断:胁痛(肝郁脾虚,湿热内扰)。

治法:疏肝健脾,清热祛湿。

方药:柴胡疏肝散合藿朴夏苓汤加减。

柴　胡 9g	焦栀子 9g	醋香附 9g
郁　金 10g	太子参 15g	炒白术 20g
焦六神曲 15g	藿　香 15g	茯　苓 15g
薏苡仁 30g	姜半夏 9g	厚　朴 15g
泽　泻 15g	茵　陈 15g	垂盆草 15g
炒枳壳 9g	黄　芩 6g	

煎服法:14 剂,水煎,分 2 次服,每日 1 剂。

二诊:患者诉右胁隐痛好转,仍有乏力嗜睡,食欲有所增加,口苦口黏消失,大便不黏,舌红苔腻,脉滑。原方加黄芪 15g、炒麦芽 15g。继服 14 剂。

三诊:患者感精神状态良好,乏力嗜睡较前明显减轻,舌红苔白,脉稍有滑象。复查生化检查:ALT 30U/L,AST 45U/L,总胆固醇 5.2mmol/L,甘油三酯 2.82mmol/L。门诊规律随诊治疗半年后复查 B 超提示轻度脂肪肝,血脂水平保持稳定。

讨论:患者平素喜食肥甘厚味、嗜酒,日久代谢失常,积滞生湿化热,致脾胃受损,运化失常,加重湿热的形成,熏蒸肝胆,肝胆无力疏泄,积聚于内,形成脂肪肝。患者胁痛,情志不遂时加重,是肝气郁结的典型表现,乏力纳差、腹部胀满是脾胃不足,运化无力,中焦气机不畅;口苦、口黏、大便黏腻、苔黄腻,加之脉弦滑,乃湿热内扰肝胃之症;综合来看,此病乃肝郁脾虚为本,湿热内扰兼有气机阻滞为标。患者年纪尚轻,肝脾虚损不重,湿热邪实症状明显,故治疗以清利湿热为主,兼以疏肝健脾行气。茯苓、薏苡仁、藿香、泽泻、郁金、茵陈、垂盆草清利湿热,茵陈、垂盆草还可降低血清转氨酶;厚朴、姜半夏健脾燥湿,避免脾为湿邪所累;焦栀子清热除烦,可主胃中热气;黄芩清热燥湿,疗痰热及胃中热;柴胡、醋香附、炒枳壳疏肝行气,诸药合用,既利肝胃之湿热,又可疏肝行气。太子参、炒白术健脾益气;焦六神曲促进脾胃运化。方药的选用主要参见柴胡疏肝散、藿朴夏苓汤,并对症加减,以补虚祛邪立法,祛邪为主,兼以补虚,疗效显著。

目前对于肝纤维化、肝硬化阶段患者无有效治疗方案,只能对症处理,延缓病情进展,此阶段病情容易加重,威胁生命。因此慢性肝病的患者要积极治疗,药物治疗与个人生活习惯调整相配合,忌肥甘厚味,戒烟酒,控制体重,积极预防,防止病情进展。

第六节　慢性胆囊炎

一、概述

慢性胆囊炎分为结石性胆囊炎和非结石性胆囊炎,以结石性胆囊炎居多,占 90% 以上。因而一般认为慢性胆囊炎是胆囊结石的并发症,而胆囊结石引起的临床症状则主要是由于胆囊的炎性病变。低纤维、高能量饮食,以及饮食不规律会导致胆囊结石的形成。慢性胆囊炎的其他病因包括细菌感染、胆囊排空障碍、胆囊壁缺血、胆汁酸代谢异常等。慢性胆囊炎稳定期多数可表现为无症状,常见的临床症状可表现为反复右上腹不适或疼痛、饱胀、厌食油腻、恶心嗳气等消化不良症状,进食油腻、高蛋白饮食后症状更为明显。急性发作主要与结石嵌顿、感染加重相关,主要症状特征有右上腹或剑突下阵发性绞痛、向右肩背放射,且有压痛、反跳痛和腹肌紧张,可伴发热、黄疸等。慢性胆囊炎的西医治疗主要在于避免急性加重,建议低纤维、高能量饮食,促进胃肠消化功能,伴有胆结石者可口服溶石药物;急性加重时予解痉止痛、抗感染治疗,必要时予手术治疗。西医疗法在胆囊炎急性加重时的起效迅速,但对患者稳定期症状的缓解作用有限。

二、中医病因病机

慢性胆囊炎属中医学"结胸""胁痛""黄疸""胆胀"等范畴,是由情志郁结、饮食不节、劳倦内伤、虫邪阻滞等综合而复杂的病因所导致肝胆疏泄失常,气血郁滞,胆汁瘀积中焦,渐积而成。长期饮食、作息和情志的异常是慢性胆囊炎普遍存在的主要原因。两者的发生与胆、肝、脾胃关系密切,病理因素以湿热、寒湿、瘀血、气滞为主。

笔者认为胆失通降、实邪内阻是慢性胆囊炎的直接发病原因,肝失疏泄、脾胃失运是病机之本。《东医宝鉴》曰:"肝之余气,泄于胆,聚而成精。"《素问·宝命全形论》说"土得木而达",即是以五行学说的理论来概括肝胆和脾胃之间存在着克中有用、制则生化的关系。胆为六腑之一,宜通降,有赖于肝的疏泄及胃气的下行。若肝的疏泄功能正常,脾胃运化功能也健旺,则胆汁排泄畅达。反之，肝失疏泄，脾胃之运化功能下降，导致胆汁排泄不利，胆汁积聚日久，化而成石。肝木调畅全身气机，脾胃又为全身气机的枢纽，两者常相互影响，形成肝郁脾虚之证，造成气机的异常，日久生湿，湿邪可热化、可寒化，郁于肝胆，胆失通降，胆汁郁积，排泄受阻，发而为病。又肝主藏血、脾主统血，肝脾气机异常，日久致血脉不通，形成瘀血，加剧肝胆气血不通，导致肝胆进一步疏泄异常。

三、临证治疗

慢性胆囊炎分为急性发作期和稳定期。发作期通常疼痛剧烈，伴有发热、黄疸、恶心呕吐、舌红苔黄腻、脉滑数等，以湿热内阻为主，临床以肝胆湿热证常见。按照"急则治其标，缓则治其本"的原则，笔者治疗急性发作期慢性胆囊炎以清利肝胆、祛湿止痛为先，处方用药讲究量大力专，祛除实邪，缓解临床症状。常以龙胆泻肝汤加减，加减药物包括茵陈、垂盆草、郁金、金钱草、虎杖等。龙胆泻肝汤善清泄肝胆实火，泻肝胆湿热，是肝胆实热证的首选经典方剂。茵陈清热利湿，对于肝功能的改善具有良好的疗效，与垂盆草联合使用效果更佳；郁金活血止痛，行气解郁，清热凉血，利胆退黄，既入气分，又走血分，为治疗胆道系统结石及炎症疾病的要药；金钱草入胆经，除湿退黄、解毒消肿，更可利胆消石；虎杖清热利湿，活血散瘀，入肝胆，善清肝胆湿热。若是热毒炽盛，持续高热不降、右胁疼痛拒按、黄疸、烦躁不安、舌红绛，可加入钩藤、黄连、大黄等。钩藤甘凉，清热平肝，量大时善清肝热；黄连、大黄合用对湿热内蕴、高热不解之症有良效，取黄连解毒汤之意。

笔者对于慢性胆囊炎稳定期的治疗以疏肝健脾、通降胆气为主，辅以清热利湿、温散寒湿、活血化瘀，形成"疏肝、利胆、健脾、祛湿、化瘀"十字方针。

胆从肝治，治胆应合用疏肝之法，故疏肝理气是第一要点。肝气得疏，胆气才可降，实邪才可得以排泄。柴胡、郁金、金钱草三药合用，疏通郁结之肝气，利肝胆湿热，调畅停滞之气机。若肝气郁滞明显，患者胁肋部持续胀满或胀痛，嗳气频作，脉弦，辅以木香、川楝子、香附、佛手、枳壳等。肝胆湿热、肝阴亏虚也常影响肝主疏泄的功能。若心烦易怒、口干、口苦、大便干燥、小便黄、舌质红、苔黄、脉数等肝胆湿热证明显，加强清解肝胆郁热之力；当肝阴亏虚时，胁痛隐隐、缠绵不休，遇劳加重，口干口苦，五心烦热，两目干涩，视物昏花，头晕气短，少寐多梦，舌红少苔，脉弦细而数，重用白芍、枸杞子、女贞子；阴虚热盛者，加生地黄、川楝子。

脾胃运化正常，中焦气机升降平衡，才能维持肝胆的疏泄有度，并且祛湿的关键也在于脾胃的运化。白术为补气健脾要药，还可燥中焦湿浊；苍术燥湿健脾；茯苓利水渗湿，健脾，三药合用，共用以健中焦脾胃，除湿浊阴邪。若是偏于脾虚寒湿者，加干姜、砂仁、陈皮、半夏；偏于脾虚湿热者，加黄芩、黄连。脾虚日久，气血不足，胁下隐痛，唇舌色淡，加黄芪、当归等益气补血。

久病入络，血脉不通。当胁痛如刺，持续不解，入夜尤甚，痛引肩背，舌质紫暗，唇舌或见瘀斑，是有瘀血。《血证论》曰："瘀血在中焦，则腹痛胁痛，腰脐间刺痛着滞。"笔者特别指出，患者病程日久，反复迁延不愈，即使瘀血症状不明显，也应辅以活血化瘀之法，莪术、丹参、三棱之辈首选。

四、验案举例

案例 1

杨某，男性，38 岁，反复右侧胁肋部疼痛 2 年余，外院曾明确诊断慢性胆囊炎、胆囊结石。平素情绪易烦躁，喜烟、酒、肥甘厚味。

2019 年 7 月 25 日初诊。症见：昨日进食油腻后出现右侧胁肋部胀痛明显，无放射痛，巩膜及皮肤无黄染，恶心呕吐，厌食油腻，胃脘胀满，口苦口黏，手足心发热，睡眠欠佳，大便黏臭，舌红苔黄腻，脉滑数。

西医诊断：慢性胆囊炎伴胆囊结石。

中医诊断：胁痛（肝胆湿热，肝气郁结）。

治法：清利肝胆湿热，行气止痛。

方药：龙胆泻肝汤加减。

龙胆草 15g	黄　芩 6g	泽　泻 9g
栀　子 9g	车前子 15g	木　通 10g
茵　陈 15g	金钱草 15g	柴　胡 9g
生地黄 12g	川楝子 9g	延胡索 6g
佛　手 9g	郁　金 9g	合欢皮 15g
甘　草 6g		

煎服法：14 剂，水煎，分 2 次服，每日 1 剂。嘱清淡饮食。

二诊：患者诉疼痛消失，恶心呕吐、口苦口黏症状缓解，手足心无发热，饭后胃脘部胀满，睡眠仍欠佳，大便黏，舌红苔黄，脉滑。前方减清利湿热之功，加健脾行气安眠之力。方药如下，煎服法同前：

柴　胡 9g	黄　芩 6g	泽　泻 9g
栀　子 9g	车前子 15g	木　通 10g
茵　陈 15g	金钱草 15g	炒白术 15g
生地黄 12g	木　香 6g	酸枣仁 15g
佛　手 9g	郁　金 9g	合欢皮 15g
甘　草 6g	茯　苓 12g	厚　朴 9g

三诊：患者诉诸症缓解，后门诊随诊，胁肋部疼痛很少发作，对油腻食物的耐受程度较前明显增加。

讨论：患者有慢性胆囊炎、胆囊结石病史，此次因进食油腻出现右侧胁肋部胀痛，属于慢性胆囊炎的急性发作，无发热畏寒，无绞痛放射痛，程度不重，结合口苦口黏、大便黏臭、舌红苔黄腻、脉滑数等症状，判定患者属于肝胆湿热证。疼痛以胀痛为主，平素情绪易烦躁，伴有肝郁之证，故而予清利肝胆湿热为主，兼以疏肝行气止痛。方以龙胆泻肝汤加减，加茵陈、郁金、金钱草加强清利湿热，金钱草还可利胆消石；佛手、川楝子、延胡索行气见长，后二药对于气滞疼痛有明显疗效；合欢皮安神助眠，并解肝经郁热；甘草调和诸药，兼可补中。二诊时患者热象已不明显，留有湿邪内郁中焦，中焦气机不利之症，去龙胆草、延胡索、川楝子等寒凉之药，加白术、茯苓、厚朴、木香加强健脾行气祛湿之力，固护胃气之本；加酸枣仁养肝安神，与合欢皮合用，改善睡眠。笔者认为，本病急性发作时用药多偏苦寒，而慢性胆囊炎根本病机之一在于脾虚失运，因此临床用寒药应当中病及止，湿热症状控制后切不可追随"效不更方"的说法，应及时减少苦寒用药，注重脾胃的固护，才能使病情得以控制，无明显遗留症状。

案例2

杨某，女性，25岁，反复右胁肋部胀痛 5 个月余。2018 年 10 月外院 B 超提示慢性胆囊炎、胆囊结石，予口服利胆消石药物（具体不详），症状有所缓解，但易反复发作。

2018 年 12 月 10 日初诊。症见：右胁肋部胀痛不适，程度较轻，情绪激动后症状加重，食欲下降，食后胃脘胀满不舒，偶有嗳气，时反酸，大便时干时稀，舌淡红苔白，脉弦细。

西医诊断：慢性胆囊炎伴胆囊结石。

中医诊断：胁痛（肝郁脾虚）。

治法：疏肝健脾。

方药：柴胡疏肝散加减。

柴　胡 9g	白　芍 20g	香　附 15g
佛　手 9g	党　参 15g	炒白术 15g
金钱草 20g	延胡索 15g	鸡内金 12g
甘　草 9g	炒海螵蛸 15g	姜半夏 9g
焦六神曲 12g	炒麦芽 15g	炒枳壳 9g

煎服法：14 剂，水煎，分 2 次服，每日 1 剂。嘱清淡饮食。

二诊：患者诉胀痛消减大半，胃脘胀满缓解，食欲增加，大便少有不成形，嗳气反酸消失。原方加川楝子 15g，厚朴 9g。共 14 剂。

三诊：患者胀痛及胃脘不适症状基本消失，前方去炒海螵蛸、川楝子，继续服用 14 剂。嘱无明显不适可停药，后未前来复诊。

讨论：患者属于慢性胆囊炎中肝郁脾虚证，胁肋胀痛是肝气郁滞的典型表现，并且会随情绪的波动而加重。肝木不疏，则易犯脾土，造成脾胃功能异常。脾虚不能运化，则食欲下降，胃气不降，则嗳气反酸。因此治疗应注重疏肝健脾，肝气不滞则疼痛缓解，脾气得健，则纳差胀满得消。方中柴胡、佛手、香附、枳壳疏肝行气擅长；白芍滋养肝体，与甘草合用缓急止痛；党参、白术益气健脾；鸡内金、焦六神曲、麦芽助运中焦；姜半夏降上逆之胃气；炒海螵蛸抑酸和胃；延胡索可助行气止痛之力；金钱草利胆消石。患者虽有脾虚之症，程度不重，故全方以疏肝为主，健脾为辅，兼以对症止痛、抑酸、降气、消石治疗。二诊时患者症状改善明显，疼痛仍在，加川楝子以增加行气止痛之力，加厚朴以行气消满。待患者症状皆消失时，去质重之海螵蛸、寒凉之川楝子，避免胃气受损，余药继续巩固疗效。临证治疗关键在于抓病机，自古以来都提倡辨病与辨证相结合，其实就是为了更加精确地掌握疾病病机，继而围绕根本病机，随症加减。本患者的根本病机在于肝郁脾虚，故而组方以疏肝健脾为法，继而根据患者临床症状针对性用药，加速病情的缓解。对症治疗药物的选择则应尽量切合疾病的基本病机，例如止痛药物种类很多，但此患者属肝郁气滞之痛，因而选择延胡索、川楝子等偏于行气止痛之药，如此才能沉着应对临床上症状纷繁的现象。

慢性胆囊炎稳定期无明显症状，很多患者会忽视此病的存在，需加强患者教育，嘱其重视调理防护，建议规律、低脂、低胆固醇、低热量饮食，适量蛋白质、高维生素饮食，减少烟酒，调畅情志，避免过度劳累，养成良好的生活习惯，减少复发。

第七节　慢性腹泻

一、概述

慢性腹泻指病程在 2 个月以上或间歇期在 2~4 周的复发性腹泻,以大便时溏时泻,甚至带黏冻、脓血,迁延反复,完谷不化,饮食减少,食后脘闷不舒,稍进油腻食物则大便次数明显增加,神疲倦怠等为常见临床表现。发病原因复杂,胃炎、胃癌、慢性肠道感染、功能性胃肠病、炎症性肠病、肠道肿瘤、肝胆疾病等消化道疾病以及包括内分泌、免疫系统疾病在内的众多全身性疾病皆与其发生有关。发病机制可分为渗透性、分泌性、渗出性和动力异常性腹泻 4 种,常多种机制合并存在。

临床根据腹痛与腹泻的关系、粪便性质、伴随症状等可初步判断腹泻原因。如小肠病变引起腹泻的特点是腹部不适,多位于脐周,并于餐后或便前加剧,无里急后重,大便量多、色浅、次数可多可少;结肠病变引起腹泻的特点是腹部不适,位于腹部两侧或下腹,常于便后缓解或减轻,排便次数多且急,粪便量少,常含有血及黏液;直肠病变引起的腹泻常伴有里急后重。慢性腹泻的临床伴随症状各异,例如发热、消瘦、腹部包块等,主要取决于导致腹泻的病因。

西医针对慢性腹泻的治疗首先是对因治疗,其次对于非感染性腹泻通常采用收敛、吸附、保护肠黏膜、减少肠蠕动、抑制肠道过度分泌等止泻治疗。由于引起慢性腹泻的很多原发病难以控制,故而随着时间的进展,仅采取止泻治疗难以控制慢性腹泻的发生。

二、中医病因病机

慢性腹泻属于"泄泻""久泄""脾泄""肾泄""肠澼""虚泄""滑泄"等中医疾病范畴,现临床一般统称为"泄泻"。大便溏薄而势缓为"泄",大便清稀而势急为"泻"。泄泻之病因包括饮食、情志、久病、劳倦、年老、先天禀赋等,病位在肠,根源在于脾胃,与肝、肾相关。

笔者认为泄泻之病,最主要的病理因素在于湿,脾胃运化失常为主要病机。《儒门事亲》言"故湿之气……其化在天为雨,在地为泥,在人为脾,甚则为泄",

表明了泄泻的基本病理因素在于湿,与脾胃密切相关。湿邪分为内湿和外湿,作为慢性病,慢性腹泻的病理因素主要是内湿为患。内湿的由来主要在于脾虚不能运化,正如《景岳全书·泄泻》云"泄泻之本,无不由于脾胃"。

慢性腹泻病机复杂,除去湿邪和脾胃两个固有因素,还兼有多种病变。《难经》将泄泻与诸多脏腑相联系,将泄泻分为胃泄、大肠泄、小肠泄。《丹溪心法》所载"泄泻,有湿,火,气虚,痰积",表明泄泻的发生涉及除湿以外的多种病理因素。除脾以外,肝肾在慢性腹泻的发生发展中都产生了重要的作用。《医碥·泄泻》有云"有肝气滞,两肋痛而泻者,名肝泄"。张介宾言"盖关门不固,则气随泻去,气去则阳衰,阳衰则寒从中生……且阴寒性降,下必及肾"。《三因极一病证方论·泄泻叙论》云"喜则散,怒则激,忧则聚,惊则动,脏气隔绝,精神夺散,必致溏泄"。情志失宜,肝气郁结,横逆乘脾;年老体弱或禀赋不足,肾阳亏虚,命门火衰,致脾失温煦。多种病因致脾胃虚,则运化水谷及水液功能失常,脾虚不能为胃行其津液,亦不可运化水谷精微以"灌四傍"和布散至周身,水谷不能正常被吸收和消化,精微不能正常布散,混浊内生,谷反为滞,水反为湿,并走大肠,发为泄泻。因此,在笔者看来,慢性腹泻的发生与肝、肾皆有密切联系,并且不论何种病因引起的慢性腹泻,脾虚都是其必要环节。

三、治疗

笔者治疗慢性腹泻,参考李中梓的"治泄九法",即淡渗、升提、清凉、疏利、甘缓、酸收、燥脾、温肾、固涩,以祛湿为标,分寒湿、湿热论治;以治脾为本,兼辨肝肾而治。若诸法难以奏效,则可从痰饮浊毒积滞论治。

首先,根据"凡泄必有湿"的原则,采取祛湿治疗。笔者指出,湿之属性有寒、热之别,部位有上、中、下之分,腹泻之湿在于中、下二焦,需以苦燥之,辛温化之,淡渗利之,寒者以温之,热者以清之,久者以升提。寒湿腹泻者便质清稀,甚则如水样,腹痛肠鸣,脘闷食少,或伴有恶寒发热,鼻塞头痛,肢体酸痛,苔薄白或白腻,脉濡缓,常用平胃散合藿香正气散加减,用苍术、厚朴、藿香、紫苏、姜半夏、砂仁、生姜、肉桂、陈皮、白术等;湿热腹泻者腹痛,泻下急迫,或泻而不爽,粪色黄褐而臭,肛门灼热,烦热口渴,小便短黄,舌苔黄腻,脉濡数或滑数,常用葛根芩连汤加减,用黄芩、黄连、葛根、车前子、败酱草、红藤、黄柏、猪苓等。淡渗以茯苓、薏苡仁、泽泻常用,寒热皆可加之。然而久泄必伤阴,但滋阴应尽量甘润而不寒凉,以防助湿之弊,且择一两味佐治,如石斛、北沙参、山药之类,中病即止。

其次,治疗分脏腑。慢性腹泻,主要责之脾、肝、肾。脾虚为本,补脾为先。

治泄之"补脾",笔者主张益气、升脾结合,此乃益气升脾补泄之法,贯穿于治疗慢性腹泻的始终。补脾予党参、炒白术、茯苓、干姜、苍术等益气健脾渗湿,以理中汤类为主。《临证指南医案》云"脾宜升则健"。脾为湿困,脾气升提无力,中气下陷,清阳不升,清浊不分,需振奋脾气,取升麻、柴胡,升发脾胃清阳之气,使气机得畅。用量需少,轻可去实,多则疏泄太过,而泄泻更甚。

肝泄者,乃肝气不疏,或为木郁不达,横逆犯脾,或为土虚木乘。唐容川《血证论》说:"木之性主于疏泄,食气入胃,全赖肝木之气以疏泄之,而水谷乃化。设肝之清阳不升,则不能疏泄水谷,渗泄中满之证,在所不免。"肝泄患者平素多有胸胁胀闷,嗳气食少,每因抑郁恼怒或情绪紧张之时,发生腹痛、泄泻,发时泄泻肠鸣,腹中雷鸣,攻窜作痛,矢气频作,舌淡红,脉弦。故肝泄需肝脾同治,须在补脾的基础上加以疏肝理气,起到抑肝扶脾的作用,使脾气健运,从而达到肝脾协调,以柴胡、白芍、白术、香附、郁金、佛手、香橼常用。

肾泄者,乃肾阳不足,脾土失温。《金匮翼·泄泻诸症统论》说:"肾泄者,五更溏泄也。肾虽水脏,而中有元阳,为脾土之母。又肾者主蛰,封藏之本,而开窍于二阴,肾阳既虚,即不能温养于脾,又不能禁固于下,故遇子后阳生之时,其气不振,阴寒反胜,则腹鸣奔响作胀,泻去一二行乃安,积月不愈,或至累年。此病藏于肾,宜治下,而不宜治中者也。"肾泄患者泄泻多在黎明之前,腹部作痛,肠鸣即泻,完谷不化,腹部喜暖,泻后则安,形寒肢冷,腰膝酸软,舌淡苔白,脉沉细。肾泄治宜温肾健脾,固涩止泻,以炒补骨脂、吴茱萸、肉豆蔻、五味子、肉桂主之。

最后,适当运用固涩之法。《医学入门·泄泻》云"凡泻皆兼湿,初直分理中焦,渗利下焦,又则升提,必滑脱不禁,然后用药涩之"。慢性腹泻病程迁延日久,致脏腑虚损,正气不足,失于固摄,"不急用药以涩之,命不遽亡乎",故急则治其标,通涩相济,用收敛固涩作用的药物既可直接止泻,又可防止收敛脏腑外泄之气血精液耗散,还可以留驻补益之力于体内。《本草纲目》载:"脱则散而不收,故用酸涩温平之药,以敛其耗散。"《本草新编》载:"水泻者,脾土崩也,吾培土气以疏水,则水泻可涩。"固涩常用五味子、肉豆蔻、诃子、赤石脂、金樱子、芡实等药。然固涩之法为正虚无邪者设,故凡邪气未尽,误用固涩,则有"闭门留寇"之弊。故暴泻不可骤涩尽人皆知,恐闭门留寇也。而久泻虽缠绵时日,但只要湿邪未尽,或夹寒、热、痰、瘀、郁、食等病变,万万不可以因为久泄必虚,急于求成,不查明病因,忙于补涩。唯恐"炉烟虽熄,灰中有火",变证接踵而至。

对于应用前诸法效果不佳者,笔者认为必有痰饮浊毒积滞肠腑。大肠为"传导之官",小肠为"受盛之官",前者司"变化",后者主"化物"。一旦肠腑发生病变,必然"变化"无权,"化物"不能,于是肠曲盘旋之处易形成积滞痰饮浊毒,沉积日久,则中焦脾胃渐亏,难以运化,泄泻不止。故此,对于诸多方法治疗无效者,笔者提倡以攻为补,"损有余即是补不足",而且"下中自有补","不补之中有真补存焉"。因此,攻除积滞痰饮浊毒,攻补兼施,掌握好攻补的孰多孰少,乃为治疗难治性泄泻的出奇制胜之法。

在用药方面,笔者主张宜"通畅"忌"壅滞",宜"平和"忌"重着"。"通畅"指不应顾忌腹泻而忽视胃肠应以通畅下行为常的生理功能。若一味壅滞阻塞,则脾胃气机升降失常,运化无权,湿无所出。"平和"指久泻虽缠绵日久,但其病终与湿浊实邪相关,故用药时顾护脾的运化功能,攻补兼施,用补用涩,守"平和"徐徐图之,补中有通,涩中有利。同时还应注意慢性泄泻不可分利太过,以防耗其津气;清热不可过用苦寒,以免损伤脾阳;补虚不可纯用甘腻,甘易助湿;过用理气之剂则耗散。若病情处于寒热虚实兼夹或互相转化时,当随证而施治。

笔者在临床上还注意风药的运用。风药轻扬升散,同气相召,脾气上升,运化乃健,泄泻可止。湿是形成泄泻的病理因素,而风药具有燥湿之性,湿见风则干,湿邪一去,脾运得复,泄泻自止。风药尚具有促进肝之阳气升发的作用,肝气升发条达,助脾运化,泄乃治。临床常用药有藿香、葛根、荆芥、防风、桔梗、白芷、藁本、升麻、柴胡、蝉蜕、羌活等,如运用得当,效果明显。

四、验案举例

案例1

胡某,男,69 岁,2016 年开始出现腹泻症状,大便 3~4 次 /d,质稀、量少,胃肠镜提示慢性非萎缩性胃炎伴散在糜烂,结肠多发息肉,已行电凝电切术切除,辅以抑酸护胃治疗,大便仍稀,2~3 次 /d。

2018 年 10 月 29 日初诊。症见:进食冷饮后出现大便次数增多,4~5 次 /d,质稀色黄,量不多,无黏液脓血,乏力,纳差,口干,面色萎黄,偶腹部冷痛,喜温喜按,夜眠浅,易醒,小便量少,舌淡苔白,脉细。

西医诊断:慢性结肠炎。

中医诊断:泄泻(脾胃虚寒)。

治法:温中补虚,涩肠止泻。

方药:附子理中汤加减。

党　参 15g	炒白术 30g	干　姜 9g
附　子 5g	桂　枝 6g	茯　苓 12g
苍　术 9g	砂　仁 6g	柴　胡 6g
升　麻 3g	仙鹤草 15g	芡　实 15g
肉豆蔻 10g		

煎服法：14 剂，水煎，分 2 次服，每日 1 剂。

二诊：患者诉大便次数明显减少，1~2 次 /d，质较前硬，腹部冷痛消失，食欲渐增，仍感乏力、夜眠浅，舌淡苔白，脉细。上方加酒当归 15g，黄芪 20g，远志12g，酸枣仁 15g。

三诊：患者服药 14 日后复来就诊，乏力减轻，大便 1~2 次 /d，基本成形，夜间眠睡变深，食欲可，舌淡苔白，脉细。原方去肉豆蔻、仙鹤草、芡实，继服 14 剂。

此后患者诸症未反复，长期门诊随诊治疗。

讨论：本患者腹泻，腹部冷痛，喜温喜按，乏力，脾胃虚寒之证明显，予附子理中汤温补中焦脾土以治本。泄必兼湿，脾虚生湿，故予苍术、砂仁燥湿健脾；患者小便不利，加桂枝温阳化气，通利小便，茯苓淡渗利湿，两者合用使湿邪从小便走，利小便以实大便；柴胡、升麻升清止泻；仙鹤草、芡实、肉豆蔻合用涩肠止泻。诸药合用，"燥脾""淡渗""升提""固涩"结合，全方以补为主，通中有涩，涩中有通。二诊，患者虚寒之证不甚明显，湿邪得以控制，考虑患者病程久，舌脉同前，故而继续原方温中补虚，涩肠止泻。患者乏力、夜眠同前，考虑病久气血俱损，加酒当归、黄芪补益气血，远志、酸枣仁安神助眠。三诊时患者症状基本缓解，大便正常，去涩肠之物，继续温中补虚治疗，以培补中焦之长期亏损。

案例 2

齐某，男，35 岁，2019 年 11 月开始大便不成形，一般 2~3 次 /d，重时 4~5 次 /d，胃肠镜提示慢性浅表性胃炎，结肠黏膜正常。既往有胆囊切除史。

2020 年 5 月 21 日初诊。症见：大便稀溏，色黄，2~3 次 /d，常伴有腹痛，情绪不佳时加重，泄后疼痛减轻，时有腹部胀满不适，食后胃脘胀满，舌淡红苔白，脉弦。

西医诊断：胃肠功能紊乱。

中医诊断：泄泻（肝郁脾虚）。

治法：疏肝健脾，涩肠止泻。

方药：柴胡疏肝散合六君子汤加减。

柴 胡 9g	白 芍 20g	甘 草 9g
佛 手 9g	香 附 15g	党 参 15g
炒白术 20g	茯 苓 12g	姜半夏 9g
砂 仁 6g	枳 壳 9g	木 香 6g
焦六神曲 12g	炒麦芽 15g	肉豆蔻 10g
芡 实 15g	陈 皮 9g	

煎服法:14 剂,水煎,分 2 次服,每日 1 剂。

二诊:患者诉大便成形,1~2 次 /d,腹痛、腹胀消失,原方白芍减为 12g,继服 14 剂善后。

讨论:本患者腹痛腹泻可因情绪不佳而加重,泄后痛减,属于肝郁横逆侵犯脾胃之症。食后胃脘胀满是脾土受损,失于运化所致。治疗以疏肝气、健脾气为主,兼以涩肠。柴胡疏肝散去当归、川芎,取其疏肝健脾之力,六君子汤健脾祛湿,二方合用,有效治疗肝郁脾虚之泄泻。加佛手、木香,以助气机的调畅;加砂仁、芡实加强温中化湿之效;焦六神曲、麦芽促进脾胃运化;肉豆蔻涩肠止泻。全方用药平和,通中有涩,致力于调肝脾、祛湿邪,达疏肝健脾止泻之功。白芍、甘草合用可缓急止痛,但白芍阴柔,脾虚之证不宜长期大量应用,故而患者痛减时予减量,多用无益。

第八节 便 秘

一、概述

便秘是指排便次数减少,每周少于 3 次,或排便时间延长,粪便干硬和排便困难。症状超过 6 个月即为慢性便秘。便秘是临床常见的症状,不是一种疾病,病因多样。按有无器质性病变,便秘分为器质性或功能性便秘。导致器质性便秘的原因包括肠道动力异常型疾病、炎症性肠病、肠道肿瘤、痔、肠外邻近器官病变压迫等;导致功能性便秘的原因包括功能性胃肠病、不良的生活习惯及心理因素等。便秘除了排便的改变,还可引起饮食、睡眠、情绪等多方面的异常,甚至引起焦虑、抑郁等,对个人的身心健康有着很大的影响。对于便秘的治疗,西医首先是对因治疗,器质性便秘主要对原发病进行治疗,辅以泻药;功能性便秘则需要建立良好的生活习惯,从饮食、作息方面进行调整,辅以泻药、促胃肠动力药、调节肠道菌群、灌肠等治疗,必要时还需要进行心理辅导。西医疗法对很多患者只能临时性地控制症状,停药则易复发,还有部分患者初期有效,随着用药时间的延长,对药物失去了敏感性。中医治疗本病的效果比较肯定。

二、中医病因病机

便秘的中医病名除"便秘"外,又有"后不利""大便难""脾约""秘结""阴结""阳结"等病名。中医认为"秘者,闭也",即便秘乃闭结不通。《金匮翼·便闭统论》引张元素"脏腑之秘,不可一概论治,有虚秘,有实秘,有风秘,有冷秘,有气秘,有热秘,有老人津液干燥,妇人分产亡血,乃发汗利小便,病后血气未复,皆能作闭",由此可知本病病因复杂。便秘多由饮食不节、情志失调、久坐少动、年老体虚、劳倦内伤、病后、产后、药物等一个病因或多个病因协同所致,部分可能与先天禀赋不足有关。其病位在大肠,与肺、脾胃、肾、肝功能失调相关;其病机涉及燥热、津亏、血虚、气虚、气滞、阴虚、阳虚等多个方面。正如《圣济总录》所言"大便秘涩,盖非一证",其病机十分繁杂。

饮食入胃,经过脾胃运化,脾吸收其精华之后,所剩糟粕经胃的降浊功能向下传输,最后由大肠传送而出,而成大便。故而大肠的传导功能失常是导致便秘的直接原因。引起大肠传导功能异常的因素很多。胃与肠相连,胃热炽盛,下传大肠,燔灼津液,致大肠热盛,燥屎内结,可成便秘。肺与大肠相表里,或肺气不足,上焦肺失宣降,或肺之燥热下移大肠,则大肠传导功能失常,而成便秘。脾虚运化失常,糟粕停滞,或气血生化不足,肠道失于濡养,推动无力。肝主疏泄气机,若肝气郁滞,则气机壅滞不行,大肠腑气不能畅通,甚者日久化火伤津,大便秘结更甚。肾主五液而司二便,若肾阴不足,血亏津少,则肠道失润,若肾阳不足则大肠不能温煦,失于温通而传送无力,大便不通。

三、临证治疗

根据便秘的直接病因,笔者临床治疗方针以恢复大肠传导功能为主。再根据实者泻之、虚者补之的原则,将治法细分为积热者泻之、气滞者行之、寒凝者热之、痰湿者化之、瘀血者活之、气虚者补之、血虚者润之、阴虚者滋之、阳虚者温之的治疗策略。

便秘的治疗首先在于调畅气机,顺气导滞,益气顺肠。但造成气滞的原因众多,临床上须仔细辨别气滞原因,方可正确遣方用药。因阴寒内盛而致气滞便秘者,多见大便艰涩,排出困难,小便清长,面色㿠白,四肢不温,喜热怕冷,腹中冷痛,腰背酸冷,舌淡,苔白,脉沉迟。若纯用攻下,必更伤中阳,若单用温补,则寒积难去,唯攻逐寒积与温补脾阳并用,方为两全之策,故常以附子、干姜、乌药、小茴香、高良姜配大黄、芒硝、枳实,诸药协力,使寒邪去,积滞行。因肝脾之气郁结、气机不利而不能通降,大肠腑气郁滞、通降失常、传导失司、糟粕内停而便秘,可见大便秘结,欲便不得,嗳气频作,胸胁痞满,甚则腹中胀痛,纳食减少,舌淡苔薄腻,脉弦。此时尤宜行气导滞、通腑导下,常用木香、枳壳、乌药、沉香、槟榔、大黄。若气滞日久,略见气虚之象,不可纯用诸般破气药,可稍加人参或党参,以养正行滞。因脾肺气虚,大肠传导无力而糟粕内停致便秘,虽有便意,临厕努挣乏力,挣则汗出短气,便后疲乏,大便并不干硬,面色㿠白,神疲气怯,舌淡嫩,苔薄,脉虚,可亦用麻子仁、白蜜等润肠药,合黄芪、白术、党参等益气药,可稍加陈皮等理气药,以防补气太过而失疏畅所导致的气滞。

《景岳全书·秘结》云:"秘结证,凡属老人、虚人、阴脏人,及产后、病后、多汗后,或小水过多,或亡血、失血、大吐、大泻之后,多有病为燥结者,盖此非气血之亏,即津液之耗。"虚秘多为大肠失于温润,推动无力,治以养正为先,依阴阳气血亏虚的不同,主用滋阴养血、益气温阳之法,酌用甘温润肠之药,标本兼治。热秘兼因胃肠积热致大肠津液不足而便秘,多见大便干结,小便短赤,面红身热,或兼有腹胀腹痛,口干口臭,舌红苔黄或黄燥,脉滑数,乃承气汤之症,用大黄、枳实、厚朴、芒硝等泄热通腑之属,佐以火麻仁、郁李仁、桃仁等润肠通便之药,以达到润肠泄热、行气通便的治疗目的;因津血同源,津液不足日久致阴血亏虚,大肠失于濡润的便秘,多大便秘结,面色无华,头晕目眩,心悸,唇甲色淡,舌淡,脉细涩,需用当归、熟地黄滋阴养血,亦可配合枳壳、青皮等宽中下气、引气下行的药物,疗效益佳;因津血不足益甚而阴津不足、肠失濡润致便秘,症状更甚,可见大便干结如羊屎状、形体消瘦、头晕耳鸣、心烦失眠、潮热盗汗、腰酸膝软、舌红少苔、脉细数等,尤需滋阴,可用麦冬、生地黄、沙参等药,也可用增液承气汤增水行舟以行大便;脾虚不运,大便干结而见乏力懒动、嗜睡等症者,予黄芪、白术、党参等,其中生白术量大时通便效果佳;因气血亏虚,损伤元阳,阳气虚衰,阴寒内盛,积滞不行而便秘,症见大便或干或不干,皆排出困难,小便清长,面色㿠白,四肢不温,腹中冷痛,得热痛减,腰膝冷痛,舌淡苔白,脉沉迟,急须回阳救急,附子、干姜、肉桂、肉苁蓉等温阳药。诸证之中,皆可少佐火麻仁等润肠通便之效药,以促进干结之大便的排出。

《素问·举痛论》曰:"热气留于小肠,肠中痛,瘅热焦渴,则坚干不得出,故痛而闭不通矣。"热秘不论虚实,皆因胃肠积热致大肠津液不足而便秘,多见大便干结,小便短赤,面红身热,或兼有腹胀腹痛,口干口臭,舌红苔黄或黄燥,脉滑数,乃承气汤之症,用大黄、枳实、厚朴、芒硝等泄热通腑之属,佐以火麻仁、郁李仁、桃仁等润肠通便之药,以达到润肠泄热、行气通便的治疗目的。

六腑者,泻而不藏,以通为常,以通为用,大便干结,解便困难,在辨证论治的前提下以润下为基础,可佐用通下法,个别证候虽可暂用攻下药,也宜缓下,以大便软、易排出为度,不可一见便秘,不分虚实,就用大黄、芒硝、番泻叶之属,及承气、神芎等剂,防止重虚其虚,损其津液,燥结愈甚,复下复结,根本日竭,则日后秘结无可用之药,以致导引于下而不通,遂成不救。

便秘可单发,更常有兼夹症,临床应审慎详辨,权衡轻重主次,灵活变通,随证治之。若兼有痔疾,或有便血症状,可加侧柏炭、茜草炭、白茅根等止血;若时有或常伴随咳嗽气喘,可加苏子、瓜蒌仁、杏仁等降气止咳;若患者忧郁寡言,且便秘常因情绪因素诱发或加重,可加柴胡、白芍、合欢花等疏肝解郁;若患者素体肝旺,舌红苔黄,气郁化火,可加栀子、郁金等清热泻火;气虚下陷,出现肛门重坠感,甚者出现脱肛,可加升麻、柴胡、黄芪、人参等升提补气;出现手足心热、午后潮热、五心烦热,可加知母、胡黄连等滋阴清热。

由于便秘作为很多疾病的诱因,笔者在治疗便秘的同时提出"治未病"的观点,在治疗的同时进行生活方式的干预,包括以下四点:一是注意饮食调节,便干量少者适当多食富含纤维素的粗粮、蔬菜、水果、避免辛辣燥火之食;二是增加体力活动,加强腹肌锻炼,避免久坐少动;三是保持心情舒畅,戒忧思恼怒;四是养成定时排便的习惯。防治结合,共同治疗便秘,以防复发。

四、验案举例

案例1

陈某,女性,50岁,患者诉便秘20余年,西医诊断为功能性胃肠病,予促胃肠动力、调节肠道菌群等治疗,初期可改善症状,逐渐效果不佳,遂前来我院门诊就诊。

2018年3月5日。症见:粪便呈颗粒样,不甚干结,色黑,味臭,排出困难,5~7日一次,口干,腹胀,盗汗,平素易感头晕乏力,饮食、睡眠可,小便正常,舌红苔白少津,脉细数。

西医诊断:功能性胃肠病。

中医诊断:便秘(阴血亏虚)。

治法:滋阴养血健脾,行气润肠通便。

方药:四物汤合麻子仁丸加减。

生黄芪 30g	白 术 30g	当 归 15g
熟地黄 15g	炒枳壳 9g	麦 冬 15g
太子参 15g	柏子仁 15g	火麻仁 15g
厚 朴 9g	焦六神曲 15g	赤 芍 15g

煎服法:7 剂,水煎,分 2 次服,每日 1 剂。

二诊:患者诉近 3 日每日排便,仍是颗粒状,但排出顺畅,腹胀减轻,仍盗汗,舌脉同前。原方继服 14 剂。

三诊:14 日后复诊,大便 1~2 天一次,条状,排出顺畅,盗汗减少,头晕乏力改善。

讨论:患者大便呈颗粒样,排出困难,但粪质并不干结,舌红少津,脉细数,属于阴亏血虚型便秘。阴血亏虚不能下润大肠,致大便干燥,气随血虚,气虚则大肠传送无力,大便排出困难。气血不足,责之脾胃。故而治疗原则当以滋阴养血,健脾益气。肠内糟粕停滞日久,腑气不通,津液耗竭,故辅以行气润肠通便。当归、熟地黄、麦冬滋阴养血,生当归兼有良好润肠通便效果;黄芪、白术、太子参益气健脾,益气以养血;枳壳、厚朴行气消滞,柏子仁、火麻仁润肠通便;焦六神曲助胃运化。腑气以通为用,即使虚证,仍需辅以通泄之药,也可避免补益之药闭门留寇。患者大便味臭、脉数,乃阴虚有热之象,加赤芍清虚热。全方根据血虚者润之、阴虚者滋之、气虚者补之、气滞者行之的原则,取效明显。患者的生活作息习惯对便秘的发生发展具有很大影响。因此对于反复便秘患者一定要嘱其养成定期排便的习惯,注意饮食休息,多运动,避免久坐,对排便感到恐惧者要加以心理辅导。

案例 2

孙某,女,45 岁,诉反复排便困难半年余,西医诊断为痔,嘱其注意饮食运动,规律排便,未予特殊处理。患者因大便仍干结,遂前来我院门诊就诊。

2019 年 10 月 21 日初诊。症见:大便干结,3~4 日一次,有便意但无力排出,虚坐努责,每次排便 15 分钟以上,伴肛门下坠,便后有鲜血,乏力纳差,不胜劳力,夜眠可,舌淡红苔白,脉细。

西医诊断:痔。

中医诊断:便秘(脾气亏虚)。

治法:益气健脾,润肠通便。

方药:《金匮翼》黄芪汤加减。

生黄芪 30g	生白术 30g	陈 皮 12g
升 麻 3g	当 归 12g	麦 冬 12g
火麻仁 15g	藕节炭 15g	侧柏炭 15g

煎服法:7 剂,水煎,分 2 次服,每日 1 剂。

二诊:患者诉大便较前明显通畅,稍用力即可排出,2 日一次,肛门下坠感减轻,血量减少,舌淡红苔白,脉细。原方继服 14 剂。

三诊:14 日后复诊,诉大便可保持 1~2 日一次,排便迅速,便血消失,肛门坠感消失。

讨论:患者有便意但无力排出,属于气虚型便秘,乏力纳差、舌淡红苔白、脉细是脾胃气虚之征。脾虚摄血无力,则可见便后鲜血;脾虚不能升提,可见肛门重坠感。临证治疗应以黄芪汤补气健脾,润肠通便;黄芪、白术益气健脾,生白术兼具通便之效;麦冬滋阴,助粪质软化,火麻仁润肠通便,避免糟粕积滞;藕节炭、侧柏炭可收敛止血;升麻升举脾胃阳气,改善脾虚下陷之肛门重坠的症状。

虽然大多数慢性便秘为功能性疾病,一般不会威胁到患者生命或使患者身体衰弱,但仍对许多患者造成较大的身心困扰。以排便困难为主要表现的慢性便秘患者常伴发焦虑、紧张、抑郁等负性情绪,因此便秘症状的持续存在会明显降低患者的生活质量。此外,慢性便秘常伴随腹痛、腹胀、恶心、呕吐、疲倦和头痛等症状,若持续进展,也可导致一系列并发症(如肛裂、直肠脱垂、粪便嵌顿、大便失禁及泌尿系统功能紊乱等)。相关研究还表明,便秘与结肠癌、肝性脑病、乳腺疾病、阿尔茨海默病等疾病的发生发展有着密切联系,还可成为急性心肌梗死、脑血管意外等患者的致死性因素。鉴于此,对于便秘患者,采取有针对性、个体化的综合治疗和早期干预,进行"生理 - 心理 - 社会"全方位照顾,身心同治,减轻便秘患者的心理负担,改善生活质量,减少并发症。

第九节 消化道出血

一、概述

消化道出血是临床常见疾病,可因消化道本身的炎症、机械性损伤、血管病变、肿瘤等因素引起,也可因邻近器官的病变和全身性疾病累及消化道所致。消化道是指从食管到肛门的管道,包括食管、胃、十二指肠、空肠、回肠、盲肠、结肠及直肠。根据解剖结构,分为上消化道出血、中消化道出血和下消化道出血三种。上消化道出血是指十二指肠悬韧带以上的食管、胃、十二指肠、上段空肠以及胰管和胆管的出血,常见原因有消化性溃疡、食管胃底静脉曲张破裂、急性糜烂出血性胃炎、胃癌等。十二指肠悬韧带以下到回肠末端的出血,统称为中消化道出血,常见原因有肠道血管异常、肠道结构异常、炎症性肠病、肿瘤等。下消化道出血指盲肠到直肠的出血,常见原因有痔、肛裂、结直肠息肉、结直肠肿瘤等。此外,全身性疾病也会导致消化道出血,常见血管性疾病如动脉粥样硬化、过敏性紫癜及血友病、原发性过敏性紫癜、白血病等。其他急性疾病如肾功能衰竭、流行性出血热、钩端螺旋体病等,也可导致消化道出血。由于出血部位、出血量及出血速度不同,消化道出血的临床表现各异。少量(400ml 以下)慢性出血多无明显自觉症状。出血量多时可出现头晕、心慌、冷汗、乏力、口干等症状,严重者可发生休克。根据原发疾病的不同,可伴有其他相应的临床表现。西医疗法在控制消化道出血尤其是大量消化道出血时起效快、有效率高,而中医辨证治疗可以有效降低再出血发生率,改善消化功能。

二、中医病因病机

消化道出血可见于"呕血""吐血""便血""黑便"等范畴,与其他系统出血一起统称为"血证"。古代曾将吐血之有声者称为呕血,无声者称为吐血。但从临床实际情况看,两者不易明确区分,且在治疗上亦无区分的必要。正如《医碥·吐血》载:"吐血即呕血。旧分无声曰吐,有声曰呕,不必。"消化道出血的病因多端,与饮食不节、情志过极、劳倦过度、体虚久病相关,正如《济生方·失血论治》曰:"所致之由,因大虚损,或饮酒过度,或强食过饱,或饮啖辛热,或忧思悲怒。"常由于气虚不摄、阴虚火旺、阳虚不温、血脉瘀阻和火热内蕴而致血不行经,溢于脉外。病位在胃肠,与五脏皆有关。血液生化于脾、收藏于肝、总统于心、输布于肺、化精于肾、运行于脉中,环周不休,润养全身。当各种原因导致脉络损伤或血液妄行时,就会引起血液溢出脉外而形成血证。正如《三因极一病证方论·失血叙论》云:"万一微爽节宣,必至壅闭,故血不得循经流注,荣养百脉,或泣或散,或下而亡反,或逆而上溢。"

各种原因的消化道出血可根据病性的虚实而分为虚证出血和实证出血:实者气火亢盛,或瘀血阻脉,迫血妄行,致血不循经;虚者气虚不摄,阴虚火旺,或阳虚不温,致血溢脉外。《景岳全书·血证》论出血曰:"血本阴精,不宜动也,而动则为病,血主营气,不宜损也,而损则为病。盖动者多由于火,火盛则逼血妄行;损者多由于气,气伤则血无以存。"唐容川在《血证论》中指出"气为血之帅,血随之而运行,血为气之守,气得之而静谧","气虚则血脱,气迫则血走"。因而笔者认为消化道出血看似是"血"病,其实是"火""气""血"同病。

三、临证治疗

笔者治疗消化道出血以调整火、气、血三者的关系为主,使其达到平和。正如《景岳全书·血证》提出的"凡治血证,须知其要,而血动之由,惟火惟气耳。故察火者,但察其有火无火;察气者,但察其气虚气实。知此四者,而得其所以,则治血之法无余义矣"。

第一,治火。《济生方·吐衄》谓"夫血之妄行也,未有不因热之所发"。火盛则迫血妄行者,可以治火为先,火清血自安宁矣。火分虚实,实火病势急,病程短,血色鲜紫深红,质浓稠,出血量多,宜清热泻火;虚火病势缓,病程长,血色鲜红或淡红,时作时止,血量一般不多,宜滋阴降火。消化道出血之实火分阳明经火和少阳经火。属阳明经火者,兼见面赤气粗,身大热,心烦躁扰,不恶寒,反恶热,口大渴,烦渴引饮,汗大出,舌质赤,舌苔干燥,脉洪大或滑数,常用大黄、黄芩、黄连、天花粉、栀子、石膏等药;若是少阳经火,兼见口苦咽干、目眩头痛、夜梦繁多、遗精梦交、情绪急躁,脉弦数,则用柴胡、白芍、焦栀子、郁金等。火热旺盛,已成热毒者,宜加入水牛角、生地黄之属。虚火者伴有潮热盗汗,五心烦热,颧红,口咽干燥,咽痛齿衄,眩晕耳鸣,男子阳强易举、遗精早泄,女性梦交、崩漏,舌红少苔,脉细数,常用玄参、生地黄、知母、鳖甲、丹皮等药。若火热上壅,不能自降者,还可于清火药中加泽泻、木通、栀子之属,引火下行。

第二,治气。《医贯》指出"血随乎气,故治血必先理气","有形之血,不能速生,无形之气,所当急固"。消化道出血的气机异常分为胃气上逆、脾虚不摄。无论气逆或气虚,均致气机异常,则血随气乱而错经妄行。气逆者,血从上出,常表现为呕血,多责之肝胃气逆,兼见呃逆、烦躁易怒等症。气虚者,呕血、便血均可见之,兼见神疲乏力、纳差懒言等虚证症状。肝胃气逆者,当平肝降胃,用柴胡、芍药、厚朴、代赭石、半夏等。气虚不摄者,当益气健脾,予人参、黄芪、白术等;若气虚生寒,则需温阳益气,加用附子、肉桂、干姜等;若气虚生瘀,当益气与祛瘀同行,祛瘀常用有丹参、赤芍、红花、木香、桃仁等药。

第三,治血。唐容川在《血证论》提出"存得一分血,便保得一分命",恐气随血脱,故以止血为"第一要法"。止血之法,急塞其流,宜侧柏叶炭、茜根炭、藕节炭、血余炭、大蓟、小蓟、白及之属主之。吐血者可多用白茅根、茜草炭、藕节炭;便血者可用地榆炭、侧柏叶炭、蒲黄炭等。

离经之血常形成瘀血,会加重出血,同时妨碍新血的生长。离经之瘀血不得散,日久可壅而成热,或变而为痨,或结瘕,或刺痛,未可预料。故有瘀必亟为消除,以免后来诸患,故以消瘀为"第二要法"。消瘀之法,可在止血时兼顾,也可在止血后进行,宜三棱、莪术、丹参、三七之属主之。

邪之所凑,其正必虚,失血日久,轻者气血两虚,重者阴阳俱虚,故补益气血以扶其正是治疗中或不可缺少的一步。笔者在临床上补气多以四君子汤为主,补血多以四物汤为主,但四物汤也有其使用的注意事项。补血行血,无如当归,但当归性动而滑,因久病滑泄而血因动者须忌;行血散血,无如川芎,但川芎性升而散,火载气血逆上者须忌;生血凉血,无如生地黄,敛血清血,无如芍药,但两者性皆凉,脾虚中寒、脉弱身凉者须忌。

对于慢性消化道出血,中医疗法具有极好的临床效果,但对于出血之势较剧、病情危重者,还是宜采用西医疗法,快速止血、补充血容量,以挽救患者生命。

四、验案举例

案例1

王某,男,43岁,患者平素嗜酒,3年前酒后出现呕吐,呕吐物为食物伴有鲜血,行胃镜检查考虑"上消化道溃疡性出血",服用去甲肾上腺素加奥美拉唑肠溶胶囊治疗后未再吐血,但上腹部时有疼痛不适,痛时便自行服用奥美拉唑治疗,疼痛可缓解。1周前饮酒后上腹部疼痛加重,服用奥美拉唑效果不佳,今再次出现呕吐,呕吐物呈咖啡色,遂前来门诊就诊。

2014年7月12日初诊。症见:呕吐咖啡色胃内容物,伴有胃脘灼痛,进食后加剧,近期大便色黑,成形,食欲可,不敢多食,夜眠可,舌红苔黄腻,脉滑数。辅助检查,大便隐血(+++)。

西医诊断:上消化道出血、胃溃疡。

中医诊断:吐血(胃热伤络)。

治法:清胃泻火,凉血止血。

方药:十灰散加减。

大 蓟 15g	小 蓟 15g	焦栀子 9g
侧柏炭 15g	白茅根 15g	茜草根 15g
姜半夏 9g	炒海螵蛸 15g	炙甘草 9g
三七粉 3g	茯 苓 15g	炒白术 15g
煅瓦楞子 15g	棕榈皮 15g	

煎服法:7剂,水煎,分2次服,每日1剂。

二诊:患者诉未再呕吐,服药第5日大便开始变黄,腹痛减轻,舌红苔黄,脉滑。原方加山药 15g,太子参 15g,共7剂。

三诊:患者诉已无明显不适,舌淡红苔白,脉缓。嘱服用七白粉善后。

讨论:患者嗜酒,酒乃大辛大热之物,久食致湿热内盛,灼伤胃络,遂形成消化性溃疡。患者初次吐血血色鲜红,属于急性出血;此次吐血呈咖啡色,为慢性出血,且无头晕、乏力、心慌、汗出等表现,表示出血量不多,病势较缓。故采取中药治疗。患者胃脘灼痛,舌红苔黄腻,脉滑数,乃脾胃湿热之症,故辨为胃热伤络之吐血,治以凉血止血,清热泻火,予十灰散加减。大蓟、小蓟、白茅根、茜草根凉血止血,侧柏炭、棕榈皮收涩止血,三七活血化瘀以助止血,姜半夏降逆胃气,焦栀子引火热下行,炒海螵蛸、煅瓦楞子抑酸和胃止痛,茯苓、炒白术益气健脾,兼可祛湿,炙甘草调和诸药,辅以健脾益气。全方用药以苦寒为主,佐以固护脾胃,避免寒凉伤胃,使实热之邪得去而正气不伤。二诊时患者大便变黄,表明出血情况已控制,实热症状也明显减轻,仍有腹痛,避免出血再发,继用原方以止血,加太子参、山药以加强固护脾胃之功。三诊时症状基本缓解,便可去寒凉之药,改七白粉善后。此患者病为火、气、血皆病,治以清热、止血、降气,调整气、血、火热三者的关系,并注重固护脾胃,从而标本兼治,疗效显著。

案例2

刘某,女,35岁,患者长期便秘,10年前开始出现便血,血色鲜红,覆于大便表面,量不多,大便2~4日1行,以干结为主。于当地医院检查,诊断为"内痔(Ⅰ期)",予乳果糖内服及吲哚美辛栓剂塞肛治疗,症状有所缓解,但10年来便血症状时有反复,大便易干结,并逐渐感觉有物脱出,排便不爽,可自行回纳。近1周上述症状再次反复,遂来门诊就诊。

2017年6月19日初诊。症见:大便有鲜血,量较多,覆于大便表面,偶有滴下,大便干结,排出困难,3~4日1次,感有物脱出,便后可自行回纳,面色无华,神疲乏力,食少纳呆,夜眠可,舌淡红,苔白,脉细。

西医诊断：内痔。

中医诊断：便血（脾气虚弱）。

治法：健脾益气，养血止血。

方药：补中益气汤加减。

党　参 20g	生白术 30g	炒黄芪 30g
当　归 20g	茯　苓 15g	蒲黄炭 15g
升　麻 9g	侧柏炭 15g	焦六神曲 15g
山楂炭 15g	柴　胡 9g	火麻仁 15g
炒枳壳 9g	炙甘草 9g	

煎服法：14 剂，水煎，分 2 次服，每日 1 剂。嘱多食富含纤维的食物，定期排便。

二诊：患者诉服药 3 日后大便质软成形，1~2 日解一次，血量减少，食欲稍有好转，舌淡红苔白，脉细。前方加生鸡内金 20g，服 14 剂。

三诊：患者诉大便 1 日一次，已无鲜血，胃纳增加。原方去侧柏炭、蒲黄炭、火麻仁，继服 14 剂善后。

后随诊，患者大便能长期保持通肠，便血未再反复。

讨论：患者长期便秘，乃胃肠功能失调的表现，失于调理，致肠络受损，血液外渗，见鲜血随大便而出。病久气血亏虚，则见面色无华，神疲乏力，脉细。脾虚不运则食少纳呆；脾主升清，脾虚不能升提，则见肛门有物脱出。故予补中益气汤加减，益气健脾升提，养血止血。党参、黄芪、白术、茯苓益气健脾；生当归养血活血，兼可润肠通便；蒲黄炭、侧柏炭收敛止血；火麻仁通便，炒枳壳行气，两者合用，行气通便；柴胡、升麻升提下陷之脾气；焦六神曲、山楂炭促进脾胃运化，增加食欲，山楂炭还可活血化瘀；炙甘草调和诸药，兼可益气健脾。本案例无火热病因，主以益气升提治气，以补血止血治血，配以润肠行气通便及促进脾胃运化之药，既治出血之标，又除出血之因，治疗脾虚便血疗效显著。

消化道出血经过合理的治疗大多可以控制病情，并且见效快，病情稳定期长。在治疗过程重，尤需嘱咐患者注意饮食调摄，忌生冷辛辣食物，拒绝烟酒，调畅情志，作息规律，避免劳累。医患互相配合，才能最大程度改善病情。

第四章

脾胃恶性病变的中医诊疗经验

第一节 食 管 癌

一、概述

食管癌是常见的消化道肿瘤,指发生于食管黏膜上皮的一类恶性肿瘤,其发病率在全球恶性肿瘤中排第 7 位,死亡率排第 6 位。中国是食管癌高发国家,每年新发病例约占全球的一半。西医学认为慢性刺激如反流性食管炎、食管憩室等可致食管黏膜炎症,进而导致上皮增生,久而癌变。一般起病无明显特征性症状,多为胸骨后不适、灼烧感或疼痛,食物通过时局部有异物感或摩擦感,有时吞咽食物在某一部位有停滞感或轻度梗阻感。下段癌还可引起剑突下或上腹部不适、呃逆、嗳气。后期出现持续性存在并呈进行性加重的吞咽困难,频吐黏液或白色泡沫黏痰,伴有胸骨后或背部肩胛区持续性疼痛、进行性消瘦等症状。

食管癌在古代被称为噎膈、噎塞、膈噎、膈气等,目前被统一称为噎膈,以进食哽噎、吞咽困难为主要临床表现。《素问·至真要大论》中描述的"厥阴之胜……胃脘当心而痛,上支两胁……甚则呕吐,膈咽不通"与临床中食管癌的症状相符。宋代严用和《济生方·噎膈》认为:"倘或寒温失宜,食饮乖度,七情伤感,气神俱扰……结于胸膈,则成膈。气流于咽嗌,则成五噎。"指出饮食、酒色、年龄均与本病有关。朱丹溪在《脉因证治·噎膈》中指出"血液俱耗,胃脘亦槁",并提出"润养津血,降火散结"的治疗大法。《景岳全书·噎膈》曰:"噎膈一证,必以忧愁、思虑、积劳、积郁,或酒色过度,损伤而成。盖忧思过则气结,气结则施化不行,酒色过度则伤阴,阴伤则精血枯涸,气不行则噎膈病于上,精血枯涸则燥结病于下。"清代李中梓《证治汇补·噎膈》认为,唯"有气滞者,有血瘀者,有火炎者,有痰凝者,有食积者,虽分五种,总归七情之变",并提出"化痰行瘀"的治法。叶天士《临证指南医案·噎膈反胃》中指出噎膈的病机为"脘管窄隘。"

二、中医病因病机

食管癌的发生病因是在正气亏虚、脏腑失衡的基础上,复因忧思恚郁、酒食不节所导致,其发病与脾胃有着密切的关系。笔者认为气血两虚、正气亏虚、脏腑失衡是食管癌的主要病因,并认为"癌毒"是食管癌的根本致病因素,"癌毒"又分为"结毒"和"流毒","结毒"是痰、瘀等病理产物互相胶结,形成原发灶;"流毒"是"癌毒"随机体的经络气血向全身其他各处转移,是形成转移灶的重要原因,同时指出食管癌与胃相关,与肝、脾、肾有着密切的关系。

在病机方面笔者认为噎膈初起以邪实为主,随着病情发展,气郁、痰凝、血瘀愈加明显,而致食管干涩,食管、贲门狭窄更甚,邪实有加;又因胃津亏耗,进而损及肾阴,以致精血虚衰,虚者愈虚,两种因素相合,而成噎膈重证。部分患者病情继续发展,由阴损以致阳衰,则肾之精气并耗,脾之化源告竭,终成不救。

三、治疗

1. **内治法**　笔者将食管癌归因于气、瘀、虚、热、郁,辨证分型主要分为痰气互阻型、血瘀痰滞型、阴虚热毒型、气虚阳微型。痰气互阻型食管癌症状为食入不畅,吞咽不顺,时有嗳气不舒,胸膈痞闷伴有隐痛,口干,脉细弦,舌淡质红,舌苔薄白,治疗以疏肝理气、化痰润燥为主,方可用逍遥散合四逆散加减。血瘀痰滞型症状为吞咽困难,胸背疼痛,甚则饮水难下,食后即吐,吐物如豆汁,大便燥结,小便黄赤,形体消瘦,肌肤甲错,舌质暗红少津或有瘀斑瘀点,苔黄白,脉细涩,或细滑,治疗以化痰祛瘀为主,方可用二陈汤合血府逐瘀汤加减。阴虚热毒型食管癌症状为进食哽咽不下,潮热盗汗,五心烦热,或见口腔黏膜水肿,口舌生疮、溃疡,大便秘结,舌干红少苔,或舌有裂纹,脉细而数,治疗以养阴生津、清热散结为主,方可用沙参麦门冬汤加减。气虚阳微型食管癌患者多为晚期食管癌,主要症状是饮食不下,泛吐清水或泡沫,形体消瘦,乏力气短,面色苍白,形寒肢冷,面足浮肿,舌质淡,脉虚细无力,治疗以健脾温肾、回阳益气为主,方可用桂枝人参汤合当归补血汤加减。

2. **针灸法**　针灸作为中医药治疗重要的手段,以其"内病外治"的特点,通过通经络、调气血、和脏腑、平阴阳来治疗和预防疾病,因此在治疗食管癌方面也有其独特的功效。笔者选用天突、膻中降逆祛痰通关,鸠尾透巨阙顺达中腔开胸膈逆气,足三里透丰隆通调胃气、疏通气机,助化痰消瘀,膈俞透胃俞理气行血、祛痰开膈,再配以中药,共奏理气化瘀、滋阴去痰之功,在临床上收到较好的疗效。

四、临床治疗经验

1. 重视脾肾　老年人是食管癌的高发人群。老年人肾气渐衰,脾胃运化功能减低,导致水湿不化,聚而生痰,兼夹痰毒,而发食管癌。"肾为脏腑之本,十二脉之根,呼吸之本,三焦之源,而人资之以为始者也",而后天脾胃亦十分重要,"饷道一绝,万众立散。胃气一败,百药难施。一有此身,必资谷气,谷入于胃,洒陈于六腑而气至,和调于五脏而血生,而人资之以为生者也。故曰后天之本在脾"。故笔者临床用药多以女贞子、山萸肉、补骨脂、山药、生黄芪、党参、白术等为主,其中女贞子被认为是"气味俱阴,正入肾除热补精之要品",是补肾阴之佳药;《本草新编》言"补阴之药,未有不偏胜者也。独山茱萸大补肝肾,性专而不杂,既无寒热之偏,又无阴阳之背,实为诸补阴之冠"。适用于肝肾阴虚明显的患者;补骨脂补肾助阳、温脾止泄,专适于脾肾阳虚患者;山药性平和,《本草纲目》认为其可健脾益肾,养阴除湿,用于脾胃虚弱、不思饮食,另外还可解毒消肿;生黄芪始载于《神农本草经》,被称为"疮家圣药",早期可解毒,中期可托毒排脓,晚期可益气收敛,在解毒的同时又可补虚;《本草正义》中记载党参"力能补脾养胃,润肺生津,健运中气,本与人参不甚相远。其尤可贵者,则健脾运而不燥,滋胃阴而不滞,润肺而不犯寒凉,养血而不偏滋腻,鼓舞清阳,振动中气,而无刚燥之弊";白术在《医学启源》所载功效主治为"除湿益燥,和中益气……其用有九:温中一也,去脾胃中(湿)二也,除(脾)胃热三也,强脾胃,进饮食四也,和(脾)胃,生津液五也,主肌热六也,(治)四肢困倦,目不欲开,怠惰嗜卧,不思饮食七也,止渴八也,安胎九也"。

2. 重视滋阴降火　从食管癌患者临床表现来看,患者吞咽困难、进食梗阻感较为明显,吴谦曰:"三阳热结,伤津液干枯……贲门不纳为噎膈",故笔者在治疗上多使用生津降火之品,常用沙参、麦冬、天冬、五味子、黄连、黄芩等滋阴降火的药物。沙参甘淡,性寒,无毒,《林仲先医案》言其"治一切阴虚火炎,似虚似实,逆气不降,消气不升",可谓补而不腻,行而不滞。麦冬益胃生津、除烦,天冬兼有滋补肾阴,两者常相须而用。五味子性温,味酸、甘,有敛肺滋肾、益气生津、养心等作用,《本草纲目》记载其"酸咸入肝而补肾,辛苦入心而补肺,甘入中宫益脾胃"。黄连性苦寒,能泻火、燥湿、解毒、杀虫,《本草新编》言其"止吐利吞酸,善解口渴。治火眼甚神,能安心,止梦遗,定狂躁,除痞满"。黄芩性苦寒,有清热燥湿、泻火解毒、止血、安胎之功,《药性论》记载其"能治热毒骨蒸,寒热往来,肠胃不利,破壅气,治五淋,令人宣畅,去关节烦闷,解热渴,治热腹中绞痛,心腹坚胀"。

3. 重视化痰散结　笔者认为痰湿内阻是形成食管癌的重要因素,并且由于食管内有肿物,吞咽等运动可刺激食管,使其分泌黏液,导致呕吐黏涎,故治疗中常使用生半夏、硇砂、海藻、昆布、贝母、瓜蒌、薤白、桔梗、胆南星等化痰散结之品,往往可取得较好的疗效。生半夏是笔者特色用药,其化痰散结消肿功效甚佳,现代众多研究表明,生半夏具有镇吐、祛痰、抗肿瘤的作用。用量多在10~20g,服用前必须先煎30分钟,以免中毒。《本草纲目》中记载:"硇砂大热有毒之物,噎膈反胃、积块内瘀之病,用之则有神功。盖此疾皆起于七情饮食所致,痰气郁结,遂成有形,妨碍道路,吐食痛胀,非此物化消,岂能去之。"在治疗噎膈方面,主要用紫硇砂,其有消积去腐、散瘀之功。白硇砂主要成分为氯化铵,可刺激胃黏膜,反射性引起呼吸道黏膜腺体分泌增加,稀释痰液,有助于食管癌痰涎壅盛、不易咳出的症状缓解。

4. 重视活血化瘀　笔者认为瘀血也是食管癌发生的重要因素之一。痰为有形之邪,留滞于脏腑,阻碍气机,妨碍血行,导致血液瘀滞不通,形成肿块,积聚于食管局部,此为因实而瘀。另因气虚无力推动血液,血亦可停留,造成血瘀,此为因虚而瘀。故在治疗方面,使用石见穿、透骨草、瓦楞子、鸡内金、当归、鸡血藤等活血化瘀之品,可使气血运行通畅,消散局部肿结。《苏州本产药材》曰石见穿"治噎膈",《本草述钩元》谓其"治诸血病,及痈肿结块之属厥阴者"。石见穿性微寒,味苦、辛,归肝、脾经,有清热解毒、祛痰散结之功。同时可配伍透骨草,治痰瘀互结的食管癌。威灵仙是食管癌特色用药,《本草正义》曰其"推新旧积滞,消胸中痰唾,皆以走窜消克为能事。积湿停痰,血凝气滞,诸实宜之",其可与郁金配伍,以行气开郁,活血消积。当归、鸡血藤除活血外,还可生血养血,可用于因血虚而瘀的食管癌,同时还需根据患者情况,在活血化瘀的同时予补气行气药物。

5. 重视降逆止呕制酸　食管癌患者多有呕吐、食入即吐的症状,且往往食欲减退伴随着恶心呕吐、反酸的症状,故笔者治疗中使用旋覆花、代赭石等镇逆降气之品,同时配伍桑螵蛸、海螵蛸、煅牡蛎等药物抑酸,以达到止呕的作用。

6. 重视以"毒"攻"毒"　癌毒是癌症发生重要病理因素,笔者认为"癌毒"是恶性肿瘤之根本,"癌毒"是恶性肿瘤这一特殊疾病发生、发展过程中的主要矛盾,笔者认为癌毒是导致肿瘤发生的一种特异性致病因子,属毒邪之一。是在内外多种因素作用下,人体脏腑功能失调基础上产生的一种对人体有明显伤害性的病邪,具有增生性、浸润性、复发性、流注性等特性。"毒邪"致病具有其独有特点:一是峻烈性,即致病力强,危害严重,虽体质强健者亦难免感染;二是顽固性,即毒邪凝结气血,胶着不化,缠绵难愈;三是相兼性,即毒邪往往相兼为病,如湿热毒、痰湿毒等。癌毒多与痰、湿、瘀、火等相兼共同致病,故有热毒、痰毒、湿毒、瘀毒之分。食管癌的形成与癌毒有着密切关系,各种原因导致"毒邪"居于体内,与痰、湿、瘀、火等胶结与食管而发病。故在治疗中应予攻毒之品。"以毒攻毒"非"虫药""毒药"莫属,直接攻毒,直达病所。对热毒、痰毒、瘀毒等,给予清热解毒、化痰解毒、化瘀解毒等治疗。常用八角莲、石上柏、生半夏、天南星、莪术、三棱、半枝莲、白花蛇舌草、苦参、水蛭、全蝎、蜈蚣、乌梢蛇、白花蛇等。

五、验案举例

崔某,男,63岁,患者2019年7月出现吞咽梗阻感,胸骨后疼痛,时有加重,口吐白色黏痰,晨起甚。遂前往当地医院消化科行电子胃镜检查,发现食管中段占位,病变长度约6cm,病理结果提示鳞癌。后于某肿瘤医院行手术及化疗。2020年8月复查颈胸部提示吻合口处局部复发。患者不愿接受进一步西医治疗,遂前来我院门诊就诊。

2020年9月3日初诊。症见:吞咽梗阻感明显,食入即吐,恶心,口干口苦,间断口吐白色黏涎,乏力明显,胸背部有疼痛,语声低微,消瘦,小便可,大便无殊,舌淡胖,苔白滑,脉弱。

西医诊断:食管癌。

中医诊断:噎膈(脾肾亏虚,痰瘀内阻)。

治法:健脾补肾,化痰祛瘀。

方药:异功散合二至丸加减。

生黄芪 15g	炒白术 15g	太子参 15g
红景天 12g	天　冬 15g	麦　冬 15g
郁　金 10g	威灵仙 15g	莪　术 15g
鸡血藤 15g	藤梨根 15g	半枝莲 15g
茯　苓 12g	山　药 15g	枸杞子 15g
女贞子 15g	墨旱莲 15g	炒陈皮 12g

煎服法：14 剂，水煎，分 2 次服，每日 1 剂。

二诊：患者诉仍感乏力，胸背部疼痛减轻，黏涎较前有所减少，吞咽时仍有梗阻感，偶有呕吐，舌淡胖，苔白润，脉弱。上方加大生黄芪用量至 30g，加姜半夏 9g，旋覆花 12g，代赭石 15g。

后随证加减，正气逐渐恢复，又加入胆南星、蒲公英、急性子等祛痰散结、解毒消肿之品。4 个疗程后患者乏力、疼痛、口吐黏涎症状明显减轻，体重增加 2.5kg。距初诊 3 个月后复查颈胸部提示食管中段壁全周性增厚，局部可见复发灶，部分病灶较前略有减小，未见其他转移灶。建议患者每 3 个月复查一次颈胸部 CT，结果提示复发灶有缩小趋势。

讨论：患者就诊时术后局部病灶复发，由于长期吞咽梗阻感、食入即吐，已多日未进食，故患者乏力明显、语声低微，原因在于脾胃损伤，不能纳食，水谷精微不能濡养身体；患者属老年，肾精渐衰，先天之本及后天之本俱虚，导致气血生化乏源。食管癌食入即吐的根本原因在于痰瘀阻滞，互结成块，阻隔食物通过，故吐出，而另一方面因食管癌与胃气所系，胃气本主降，现因机体平衡失调，而至胃气不降反升，故出现食入即吐的症状。肾阳亏虚，脾胃运化功能减低，导致水湿不化，聚而生痰，痰随上逆胃气一同而出，故见口吐黏涎。故辨证为脾肾两虚、痰瘀内阻。在治疗方面以补肾健脾，以生黄芪、太子参、白术健运脾气，滋养肺胃阴，同时可益气祛湿；山药健脾益肾；天冬、麦冬养阴润燥，补肺肾阴；枸杞子、女贞子、墨旱莲滋补肝肾；旋覆花、代赭石降逆胃气；红景天、莪术活血化瘀，补气健脾；郁金、威灵仙行气止痛；加入藤梨根、半枝莲清热解毒，抗肿瘤；结合患者体质较弱的情况，用姜半夏、陈皮等化痰散结药物，但并未使用攻伐之品。后续治疗中，患者正气逐渐恢复，故逐渐加入胆南星、蒲公英、急性子等祛痰瘀散结之品，以消除局部瘤灶。痰瘀阻滞，妨碍气血、津液正常代谢，不能下润于肠道，如造成大便燥结的后果，可加生白术、肉苁蓉、柏子仁以润燥通便。同时，在治疗晚期食管癌方面，注重"急则治其标，缓者治其本"的原则，在补虚祛瘤基础上，加以旋覆花、代赭石、浙贝母、海螵蛸等降逆止呕、制酸之品以改善症状。可以看出晚期食管癌患者通过系统中医药调理过后，生存质量有所提高，存活时间延长。通过本案例可以看出，晚期食管癌患者以脾肾亏虚为本，夹有痰瘀内阻，故在治疗上用以补益脾肾、化痰祛瘀法可取得较好的疗效。本案例通过中医药内治法祛除局部瘤灶，并防止肿瘤灶进一步恶化及转移导致的一系列症状，从而起到提高患者生存质量，延长生存时间。

第二节　胃　癌

一、概述

胃癌是指发生在胃黏膜上皮细胞的恶性肿瘤。胃癌可发生于胃部的任何位置,亦可侵袭胃壁的不同深度和广度,累及周边淋巴结以及其他脏器,其中胃癌90%以上为腺癌。胃癌是中国常见的恶性肿瘤之一,已成为中国癌症发病人数第二位的恶性肿瘤,其病死率仅次于肺癌和肝癌。目前中国胃癌的防治现状存在"三高三低","三高"指发病率高、转移率高、病死率高;"三低"指早期的诊断率低、手术的治愈率低、5 年的生存率低。

胃癌的发病机制不明,可能与胃部手术治疗史、长期消化不良、合并癌前病变、有家族肿瘤病史相关,并且好发于男性以及高龄人群。胃癌又与不良饮食习惯(如不食蔬菜水果、多食高盐或腌制食品)、吸烟相关,与幽门螺杆菌感染以及居住条件差亦有关联。

胃癌早期多无症状,也无体征。有些患者出现轻度非特异性消化不良症状。进展期胃癌最早出现的症状是上腹痛,常同时有胃纳差,饮食无味,体重减轻,腹痛可急可缓,开始可仅有上腹饱胀不适,餐后更甚,继之有隐痛不适,偶呈节律性溃疡样胃痛,最后疼痛持续而不能缓解,患者常有易饱感和自觉虚弱无力。贲门癌累及食管下端时可出现咽下困难。胃窦癌引起幽门梗阻时可有恶心呕吐,溃疡型癌有出血时可引起黑粪甚或呕血,继之发生贫血。胃癌如转移至肺并累及胸膜产生积液时可有咳嗽和呼吸困难。转移至肝及腹膜而产生腹水时则有腹胀满不适。转移至骨骼时,会有全身骨骼剧痛。剧烈而持续性腹痛放射至背部时表示肿瘤已穿透入胰腺。主要体征为腹部肿块,多在上腹部偏右相当于胃窦处,可触及坚实而可移动的结节状肿块,有压痛。胃体肿瘤有时可触及,但在贲门者则不能扪及。

早期胃癌的治疗方法包括内镜下切除和外科手术。与传统外科手术相比,内镜下切除具有创伤小、并发症少、恢复快、费用低等优点,且疗效相当,5 年生存率均可超过 90%。因此,国际多项指南和共识均推荐内镜下切除为早期胃癌的首选治疗方式。早期胃癌内镜下切除术主要包括内镜下黏膜切除术（EMR）和内镜黏膜下剥离术（ESD）。手术切除是胃癌的主要治疗手段，胃癌手术分为根治性手术与非根治性手术。根治性手术应当完整切除原发病灶，并且彻底清扫区域淋巴结，主要包括标准手术、改良手术和扩大手术；非根治性手术主要包括姑息手术和减瘤手术；晚期胃癌无手术指征则选择放、化疗。

中医认为胃癌大致与胃脘痛、噎膈、反胃、伏梁、癥瘕、积聚等病症相对应，特别是对"噎膈""反胃"等症状的描述与贲门癌，幽门梗阻等症状非常相似。胃脘痛出自《素问·五常政大论》，其云："风行于地，尘沙飞扬，心痛胃脘痛，厥逆膈不通，其主暴速。"噎膈，"膈"始见于《黄帝内经》，称作膈、鬲、隔塞、膈气。《素问·阴阳别论》曰："三阳结谓之隔。"《灵枢·四时气》指出其病位在胃，言："饮食不下，膈塞不通，邪在胃脘。"《素问·至真要大论》曰："胃脘当心而痛，上支两胁……甚则呕吐，膈咽不通。""噎"证之名，始见于《诸病源候论》"噎者，噎塞不通也"。反胃，是指饮食入胃后，滞而难以下行，见胃中阵发性不适，乃至复逆吐出之症，亦称胃反、翻胃。《灵枢·上膈》有"食饮入而还出"的记载。《金匮要略方论》提出"胃反"之病名，曰"趺阳脉浮而涩，浮则为虚，虚则伤脾，脾伤则不磨，朝食暮吐、暮食朝吐、宿谷不化，名曰胃反"。伏梁，指脘腹部痞满、肿块一类疾病，多由气血结滞而成。《黄帝内经》《难经》等书中有"伏梁"之称，亦似胃癌有关症状之描述。"伏梁"出自《素问·腹中论》："帝曰：病有少腹盛，上下左右皆有根，此为何病？可治不？岐伯曰：病名曰伏梁。帝曰：伏梁因何而得之？岐伯曰：裹大脓血，居肠胃之外，不可治，治之每切按之致死。"积聚，指腹内结块，或胀或痛的病症。"积聚"之名首见于《灵枢·五变》："人之善病肠中积聚者……如此则肠胃恶，恶则邪气留止，积聚乃作；脾胃之间，寒温不次，邪气稍至，稽积留止，大聚乃起。"癥瘕，指腹腔内痞块。一般以隐见腹内，按之形证可验，坚硬不移，痛有定处者为癥，聚散无常，推之游移不定，痛无定处者为瘕。张仲景《金匮要略·疟病脉证并治》首次提出"癥瘕"的病名"病疟，以月一日发，当以十五日愈……师曰：此结为癥瘕。"

二、中医病因病机

胃癌病因多由于正气内虚，并感受邪毒、饮食失节、情志郁结、宿有旧疾等因素，使脏器功能紊乱，气血不畅，津液输布障碍，而导致气滞、血瘀、痰、湿等一系列病理改变凝聚在体内脏器，相互搏结，日久渐积而成。笔者从患者的发病过程及临床症状，得出胃癌早期多以肝胃气郁、热毒蕴结、痰瘀互结等邪实为主，进展期以正虚为主。

笔者认为胃癌的病机主要属于"本虚标实"。胃癌发生发展的基本病机是脾胃虚弱,脾为后天之本,五行属土,气血生化之源,胃为水谷之海。脾主运化,胃主受纳,两脏腑精细协作配合,进行水谷的腐熟与运化,并同时完成食物的消化与吸收,从而为身体的正常功能活动提供了保障。若脾胃虚弱、运化失调,水谷精微无法濡养周身,则气血生成不足,导致机体的整体抵抗邪气的能力大幅下降而易受邪气侵袭,且脾胃功能失调则机体的津液输布功能失常,痰浊凝聚,痰阻气血运行,导致痰瘀互结而形成肿块,而最终引起胃癌的发生。因此胃癌是在脾胃正虚基础上,由血瘀、痰浊、癌毒、情志不遂引起的气郁等一连串病理产物相互搏结,阻滞于胃,迁延日久而形成胃癌。故在胃癌的辨治过程中强调标本兼顾,将健脾益气作为首要治疗方法,并辅以化瘀消痰、疏肝理气、解毒抗癌的治法。

三、治疗

笔者将胃癌证型分为脾胃虚寒证、气滞血瘀证、气血两虚证、胃热伤阴证、肝气犯胃证、痰凝气滞证。

脾胃虚寒证的主要症状包括胃脘冷痛、喜温喜按,形寒肢冷,腹胀,大便溏,朝食暮吐,面色苍白,少气懒言,舌质淡、伴有齿痕、苔白,脉沉或脉细。治则为温胃健脾,降逆止吐,处方用理中汤合吴茱萸汤加减。

气血两虚证的主要症状包括胃脘隐痛,神疲乏力,心悸气短,头晕目眩,自汗或盗汗,面色无华,虚烦不寐,舌淡、苔少、苔白,脉细弱。治则为补气养血,处方用八珍汤加减。

气滞血瘀证的主要症状包括胃脘刺痛、拒按、痛有定处,腹胀满,心情抑郁,便血或黑便,呕血,舌质紫暗或有瘀斑、苔薄白,脉弦涩或脉细涩。治则为行气活血,处方用膈下逐瘀汤加减。

肝胃不和证的主要症状包括胃脘痞满、疼痛,胸胁胀满,嗳气,饮食减少,呕吐反胃,口苦,情志抑郁,舌质红、苔薄白或薄黄,脉弦。治则为疏肝和胃,处方用四逆散加减。

胃热伤阴证的主要症状包括胃脘灼热、疼痛、嘈杂,口干喜饮,消谷善饥,大便秘结,尿黄,舌红绛、少苔,脉细数。治则为滋阴清胃,处方用玉女煎加减。

湿热蕴脾证的主要症状包括脘腹痞闷,肢体困重,纳呆,呕吐,身热不扬,面目发黄,渴不多饮,便溏,小便短黄,舌红、苔黄腻,脉濡数。治则为清热祛湿、健脾益气,处方用藿朴夏苓汤加减。

痰凝气滞证的主要症状包括胸膈满闷,胃脘胀痛,头晕头重,呕吐痰涎,肠鸣有声,口淡无味,食欲不振,失眠多梦,舌质暗红、苔白腻,脉弦滑。治则为疏肝健脾,理气化痰,处方用柴胡疏肝散合二陈汤加减。

四、临床治疗经验

1. 重视癌前病变的治疗。多数胃癌遵循一种规律发生并发展,即正常黏膜—癌前病变—早期胃癌—中晚期胃癌—广泛转移的规律。其中从早期发展至中晚期是一个很快的过程,而早期胃癌又几乎无特异症状,所以要在癌肿处于早期这个短暂时期将其诊断出来比较困难,相比之下,癌前病变是一种演变时间长而且可以逆转的病变。目前,临床上一般将经久不愈的胃溃疡、胃息肉及一部分慢性萎缩性胃炎等视为癌前病变,胃癌前病变由慢性胃炎—胃黏膜萎缩—肠上皮化生—异型增生—胃癌的演变模式,特别是萎缩性胃炎伴有中度以上肠化生及异型增生,更具有癌变的危险性。因此有目的地预防、改善或逆转癌前病理变化成为治疗的焦点。

2. 重视扶助正气,培元补虚。笔者认为人体正气虚弱是疾病发生的根本原因,正气亏损是胃癌发病的主要因素。正气虚弱,脾胃气虚则无力推动血液运行,而致气滞血瘀,或外邪内蕴,气壅毒滞,日久可致胃络受伤,发为本病。所以在治疗时应注意扶助正气,培元补虚,协调机体阴阳的偏盛偏衰,补益人体虚弱状态,调整机体的内环境,提高机体的免疫功能,加强抵御和祛除病邪的能力,抑制癌瘤的生长,为进一步治疗创造条件,同时扶助正气还能防止本病的转移与病后的复发。

3. 重视攻补兼施,健脾理气。本病的病理特点为本虚标实,本着治病求本的原则当以补虚为先,补益的过程中也要注意攻补兼施。攻邪法与活血化瘀法是古今医家均非常重视的治疗方法,补益脾胃之气在本病治疗中有着非常重要的作用。此外气机失调与本病的关系较为密切,因此在治疗的过程中,应重视对于气机的调理。

五、验案举例

刘某,女,38 岁,2020 年 2 月因恶心呕吐、腹痛,至当地医院住院治疗,行电子胃镜检查,发现浸润性胃癌,病理结果提示(胃窦)黏膜腺癌,遂至某肿瘤医院行胃切除术,因感乏力、纳差来我院门诊寻求中医药治疗。

2020 年 6 月 4 日初诊。症状:胃脘隐痛,痞满,食欲不佳伴饭后饱胀感,反酸恶心,无呕吐,乏力,偶有稀白痰,口黏腻,大便偏稀,小便清,睡眠可,舌淡暗,苔白厚,脉细涩。

西医诊断:胃癌。

中医诊断:噎膈(脾虚湿盛,气虚瘀阻)。

治法:健脾益气,活血祛湿。

方药:藿朴夏苓汤加减。

生黄芪 15g	炒白术 15g	太子参 15g
茯 苓 15g	莱菔子 15g	麸枳壳 9g
海螵蛸 15g	仙鹤草 15g	藤梨根 15g
虎 杖 15g	半枝莲 15g	鸡内金 15g
姜半夏 9g	炒陈皮 15g	炒苍术 9g
姜厚朴 9g	广藿香 9g	制黄精 15g
酒当归 15g	预知子 9g	莪 术 9g

煎服法:14 剂,水煎,分 2 次服,每日 1 剂。

二诊:患者胃脘疼痛、痞闷症状明显减轻,仍感乏力,大便稀,仍有反酸,舌暗红,苔白厚。脉细涩。上方生黄芪加量至 30g,加炒白术 30g、煅瓦楞子 15g。

三诊:患者胃脘疼痛、痞闷症状明显减轻,仍感乏力,口黏腻,大便仍稀,偶有反酸,舌暗红,苔白厚。脉细涩。前方加干姜 9g、芡实 15g。

按语:患者胃癌手术后,正气亏虚,尤其是脾气亏虚,气血生化无源,导致气虚无力推动血液运行而出现瘀血之症,同时脾虚无力运化水湿而出现口黏腻、大便稀等湿象;脾胃运化功能减弱,导致水湿不化,聚而生痰;脾胃功能虚,无法腐熟水谷,并且引起以脾胃为枢纽的气机升降失常。故辨证为脾虚湿盛,气虚瘀阻。在治疗方面以健脾益气,活血祛湿,用生黄芪、炒白术、茯苓健脾益气,利水渗湿;当归、莪术活血化瘀;苍术、厚朴、藿香燥湿健脾,行气止呕;枳壳理气宽中止痛;纳差加莱菔子、生鸡内金健脾消食;反酸加炒海螵蛸、煅瓦楞子制酸;加仙鹤草、藤梨根、半枝莲等现代研究有抗肿瘤作用。结合患者的局部情况比如大便稀和反酸,加强健脾祛湿和制酸之力,故加大炒白术和生黄芪的用量,同时加煅瓦楞子制酸。患者的术后体质较差,因感冒自行服用抗生素,故口黏腻,大便仍稀,均因过服寒凉之品伤及脾阳,脾阳不振,无力运化水湿所致,予干姜温运脾阳治其本,芡实收敛固涩治其表,后续治疗方案中可以考虑加入预知子、灵芝、林下参、山药、石见穿等扶正之品,增强患者的抵抗力,改善患者的乏力等不适症状,通过一系列中医药对证治疗可以有效防止肿瘤灶进一步恶化及转移,提高患者生存质量,延长生存时间。

第三节　肝　癌

一、概述

原发性肝癌是指起源于肝细胞或肝内胆管细胞的癌症,肝癌发病的因素主要有乙型肝炎/丙型肝炎、黄曲霉毒素 B_1 摄入、饮酒、非酒精性脂肪性肝病及遗传性因素等。肝癌是目前我国癌症发病率排名第 4 位的常见恶性肿瘤,在肿瘤死因中排第 2 位。据统计,2015 年中国肝癌患病人数为 37.0 万,死亡人数为32.6 万。肝癌具有起病隐匿、进展快和预后差等临床特点,临床上确诊时大部分已属晚期。

古代中医典籍并无肝癌这一病名,可将其归属于中医学的"肝积""肥气""癥瘕""积聚"范畴。古代医家是通过发现右上腹积聚、胁痛认识这一疾病。《灵枢·邪气脏腑病形》:"肝脉……微急为肥气,在胁下,若覆杯。"《诸病源候论·积聚病诸候》曰:"诊得肝积脉,弦而细,两胁下痛。"《备急千金要方》曰:"肝之积名曰肥气,在左胁下如覆杯,有头足如龟鳖状,久久不愈。"《济生方·总论》云:"肥气之状,在左胁下,覆大如杯,肥大而似有头足,是为肝积。"宋代《圣济总录》有云:"积气在腹中,久不差,牢固推之不移者……按之其状如杯盘牢结,久不已,令人身瘦而腹大,致死不消。"可见古籍中的这些描述与现代的肝癌症状相似,这些古籍所述是古代医家对于现代肝癌这一疾病的早期认识。

二、中医病因病机

中医学认为肝癌是由于七情怫郁、饮食失调、久病伤正等原因导致脏腑功能失调,正气亏虚;气滞、血瘀、痰结、热毒等病理变化相互搏结,日久积滞而成有形之肿块。

笔者认为肝癌的病因应归结于两大方面。第一,正气亏虚。正气亏虚、脏腑功能失调是肝癌发生的前提条件。《诸病源候论·积聚候》曰:"积聚者,由阴阳不和,脏腑虚弱,受于风邪,搏于脏腑之气所为也。"因劳累、久病、作息不规律等原因,耗伤人体正气,导致脏腑功能失调,阴阳不和,邪毒乘虚而入,搏结于脏腑,导致癌病的发生。《医宗必读》亦云:"积之成也,正气不足,而后邪气踞之。"正气不足,脏腑虚弱,加之感受外邪则积聚乃生。《景岳全书·积聚》曰:"凡脾肾不足,及虚弱失调之人,多有积聚之病。"脏腑亏虚是积聚发生的重要原因,尤其与脾、肾二脏相关。第二,邪毒内生。邪毒是肝癌发生发展和传变的重要因素。肝癌患者由于平素情志不畅,如抑郁、恼怒、忧思等,致肝失疏泄,气机不利,气滞血瘀。或因饮食不节、嗜酒等原因导致湿热内生,蕴结肝胆。又或起居失常,感受外邪,酿生痰湿,痰浊瘀阻。气滞、血瘀、湿热、痰浊等病理产物,相互搏结,凝聚于脏腑筋脉,日久酿毒成癌。癌毒已成,盘踞于脏腑、筋骨、血脉之中,使正气愈虚,不能抗邪外出;甚至流窜于他脏,盘根错节,积聚难消,迅速消耗人体气血,终致脏腑精血尽耗,阴阳绝离而亡。

肝癌发病的机制主要责之于肝,与脾肾相关。肝主疏泄,性喜条达,肝疏泄功能正常,气机和畅则能助脾胃运化;脾胃为后天之本,主运化水谷精微,若脾气健运,气血生化有源,充养四肢百骸和脏腑;肝之体阴而用阳有赖于脾胃运化,脾之健运有赖于肝之疏泄,二脏关系密切。两者一脏病变,往往累及另一脏腑,若肝失疏泄,气机不畅,横逆犯脾,脾虚失运,则出现神疲乏力,不思饮食,恶心纳呆,或水湿内聚,可见臌胀,小便不利,若水湿郁久化热,湿热蕴结于肝胆,犯溢肌肤头目则见身黄目黄。若脾失健运,后天生化乏源,无以滋养肝阴,肝阴不足,藏血不能,可见腹壁青筋暴露、吐血等证候。肝藏血,肾藏精,精血同生,肝肾同源。癌毒盘踞于机体,耗气伤阴,肝阴亏虚日久必及肾阴,致肝肾阴虚,表现为形体消瘦、潮热汗出、头晕目眩、五心烦热、腰膝酸软、面色晦暗、舌红苔少、脉细数等证候。在肝癌后期,久病必及肾阳,肾阳不足不能温化寒痰水湿,水湿泛滥,饮停腹腔,可见腹胀如鼓;饮停胸肺,可见胸闷喘促;肾阳不能温养四肢百骸可见四肢不温,畏寒怕冷。所以肝癌病位在肝,涉及脾肾。

肝癌病理属性总属本虚标实,多是因虚而致实。在肝癌初期多正虚邪实,实证多见气滞、血瘀、湿热、痰浊;随着疾病的进展,邪愈盛而正愈虚,气血阴阳进一步损耗,此时多表现出气阴亏虚、肝肾阴虚,甚则阴阳两虚等病机变化;到疾病后期出现正气极度亏虚,癌毒壅盛难消或转移他处。

三、治疗

国家卫生健康委员会印发的《原发性肝癌诊疗规范（2019 年版）》（简称《规范》）中指出中医中药治疗能够改善肝癌临床症状，提高机体的抵抗力，减轻放、化疗不良反应，提高患者的生活质量。对于不能耐受或者不愿接受一线和二线系统治疗的肝癌患者，可建议中医中药及最佳支持治疗。在辨证论治方面，《规范》确定了肝郁脾虚证、肝胆湿热证、肝热血瘀证、脾虚湿困证和肝肾阴虚证共 5 种证型，并明确相应证型的主症、舌脉、治法与推荐方药。可见中医药在肝癌治疗中发挥着不可替代的作用。

笔者根据中医古籍相关理论并结合多年临证经验，总结出肝癌治疗的基本纲领为固本与祛邪并重，攻补兼施。在不同的疾病发展阶段，治疗侧重点又有所不同，疾病初期邪盛而正气未衰，以祛邪为主，兼顾固本；疾病中期正邪交争，治法当固本与祛邪并重；疾病后期正气极亏，邪毒壅盛，在此时期应以扶正为主，兼顾减轻痛苦。在此理论基础上遣药组方，屡屡效验。

1. **固本** 即固护人体正气。《黄帝内经》云"正气存内，邪不可干"，"邪之所凑，其气必虚"，揭示出疾病的基本病机变化，对各种疾病的治疗均有指导意义。笔者认为正气虚而邪毒侵，日久癌变，肝癌迁延难愈，伤津耗气，正气进一步虚损，所以固本思想应当体现在肝癌治疗的每个发展阶段。固护正气，调和脏腑功能，提高机体抗邪能力，使邪毒无以生长。笔者将固本又分为补益气血阴阳、注重补益脾胃、滋补肝肾、调和肝脾四大固本之法。

（1）补益气血阴阳：根据正虚侧重的不同，当采取不同的固本之法，《素问·通评虚实论》云："精气夺则虚。"正气不足则表现为虚证，肝癌患者若表现出神疲乏力、声低懒言、气短息弱、舌淡嫩、脉虚弱等临床证候，提示气虚，重用黄芪、太子参、党参、红景天、灵芝等补气之药；若见多汗乏力、易感冒等肺卫气虚证候，多用玉屏风散加减或加浮小麦、糯稻根补肺固卫；若有消瘦、头晕耳鸣、失眠健忘、潮热盗汗、五心烦热、舌红苔少、脉细数等症状，提示阴虚，病位多在肝肾，加白芍、天冬、麦冬、北沙参、枸杞子、女贞子等补益肝肾；若见面色少华、唇甲色淡、头晕眼花、舌淡脉细缓等证候，多予当归、熟地黄、川芎、炒白芍、鸡血藤等补血之品；如患者四肢不温、胸腹腰背冷痛、畏寒喜暖，提示阳气已损，此时应温阳散寒，多加桂枝、附子、肉桂、干姜之品温补阳气。然而肝癌患者尤其是疾病中晚期患者，或者在手术和化疗后，往往出现气阴两虚、阴阳两虚证候，此时需运用气阴双补、阴阳同补的治疗策略，如黄芪、太子参、炒白术、红景天、沙参、麦冬、天冬、白芍、枸杞子、女贞子、制黄精等药同用,是以补气养阴,滋补肝肾,固护正气。

(2)注重补益脾胃:《兰室秘藏》中提到:"推其百病之源,皆因饮食劳倦,而胃气元气散解,不能滋荣百脉,灌溉脏腑,卫护周身之所致也。"笔者认为脾胃为后天之本,运化水谷精微,以养五脏六腑和四肢百骸。若脾胃亏虚、运化无权,脏腑无以充养,功能失调,邪毒乘虚而入则发癌病。笔者发现肝癌患者无论处在哪个发展阶段,往往都会有脾胃亏虚之证,尤其是在放、化疗之后,脾胃损伤更甚,恶心呕吐,不能耐受后续治疗,此时当用健脾和胃之法,固护后天之本。《脾胃论》有云:"百病皆由脾胃衰而生也。"脾胃虚弱多出现神疲乏力,气短懒言,不思饮食,恶心呕吐,大便稀溏,舌淡苔薄有齿痕,脉细等症状,多用炒白术、太子参、山药、炒鸡内金、炒麦芽、焦六神曲等温补脾胃,且用量稍重;若兼见胃脘痞满、头晕如裹、大便黏腻、舌苔厚腻或黄腻、脉滑等脾虚湿盛证候,多用炒苍术、广藿香、姜厚朴、佩兰、薏苡仁等化湿和中;若化疗后出现恶心呕吐,在补益脾胃基础上加姜半夏、竹茹、陈皮和胃降逆止呕。脾胃健则外邪息,而且可以缓解放、化疗的副作用,使必要的化学疗法继续进行。

(3)滋补肝肾:肝为刚脏,体阴而用阳,肝主疏泄,性喜条达而恶抑郁。情志不遂,气机郁结,久则气滞血瘀,阻碍气机。《类证治裁·郁证》:"七情内起之郁,始而伤气,继必及血,终乃成劳。"肝血亏虚,久必及肾,导致肝肾亏虚,尤其在肝癌中晚期癌毒壅盛,难以消散,耗伤精血,肝肾愈虚。此时肝癌患者往往表现为形体消瘦,头晕目眩,潮热汗出,腰膝酸软,舌红苔少,脉弦细等肝肾阴虚证候,此时当用炒白芍、制黄精、枸杞子、女贞子,山萸肉等滋补肝肾之品,防止肝肾进一步亏虚。滋补肝肾的同时,笔者往往会加用天冬、麦冬、北沙参等补液充津之品,是为津液充而肝木自柔之意。若有潮热盗汗、五心烦热、舌红、脉细数等阴虚火旺证候,多用知柏地黄丸加减。

(4)调和肝脾:肝癌患者既往七情怫郁、情志不畅则致肝失疏泄,气机郁结,肝气横逆乘脾则出现脾虚证候,表现为烦躁易怒、抑郁多思、不思饮食、胸闷脘痞、神疲乏力、便溏、脉弦等肝郁脾虚症状。"见肝之病,知肝传脾,当先实脾",笔者多用柴胡、佛手、白芍、郁金、生麦芽疏肝解郁,再予炒白术、茯苓、山药、生薏苡仁等健脾益气,是为疏肝健脾、调和脏腑、平衡阴阳。若患者忧思少寐或浅睡易醒,是因肝气郁结,气机不畅,暗耗心血导致虚火扰心,此时可加炒酸枣仁、首乌藤、合欢皮等解郁养血安神之品。若脾虚湿滞,阻碍气机,日久化热,湿热熏蒸肝胆,犯溢肌肤,则出现身黄目黄、小便黄,此为黄疸之象,重用茵陈、焦栀子、郁金、虎杖等清利湿热,利胆退黄。

2. 祛邪　即祛除外邪。肝癌患者多有气滞血瘀、癌毒蕴结、痰浊阻滞、水瘀互结等不同证型,针对不同的证型采取不同的治疗策略。《儒门事亲》指出:"先论攻其邪,邪去而元气自复也。"根据疾病不同的发展时期,运用不同的祛邪手段,达到祛邪外出、增效解毒的目的。

(1)行气化瘀:《圣济总录·瘿瘤门》有云:"瘤之为义,留滞而不去也。气血流行不失其常,则形体和平,无或余赘,及郁结壅塞,则乘虚投隙,瘤所以生。"可见瘤病之所生与气机郁结关系密切。肝郁则气滞,气滞则血瘀,气血壅滞,与痰浊、毒邪、湿热等病理变化相互搏结,日久癌毒乃生。气滞血瘀是常见的肝癌证型,尤其在疾病初期,表现为胁下积块,胁肋刺痛,痛处不移,舌紫暗或伴有瘀点瘀斑,舌下脉络迂曲,脉弦涩。辨证为气滞血瘀者,笔者多予莪术、醋鳖甲、丹参破血行气,化瘀散结。若见胁下痛甚,再予延胡索、徐长卿、预知子等理气止痛。若表现为时时太息,胸闷不舒,情志不畅,女性月经不调,是为肝气郁结,此时可用香附、枳壳、佛手疏肝理气。

(2)抗癌解毒:癌毒内生,一方面耗气伤阴,损伤脏腑,阴阳失衡;另一方面侵袭他脏,或沿经脉气血流窜他处,使癌毒转移全身,加剧正气耗散。吴又可《温疫论》有云:"知邪之所在,早拔去病根为要。"《景岳全书·虚实篇》所言:"病久致羸,似乎不足,不知病本未除,还当治本。"因此肝癌治疗中见癌毒壅盛,虽有正气亏虚,不可以虚论之,当用抗癌祛邪之法,拔除病根。尤其在肝癌初期,癌毒新成,正气未虚,正邪交争剧烈,可表现为胁下积块疼痛,身黄目黄,烦躁易怒,口干口苦,腹胀,舌红苔黄腻,脉数。在此疾病时期,笔者认为应当以攻伐为主,治其太盛,防止转移,常予半枝莲、仙鹤草、龙葵、白花蛇舌草、藤梨根、白毛藤等抗癌解毒。

(3)化痰散结:《丹溪心法》曰:"凡人身上中下有块者,多是痰。"肝郁气滞,气滞则痰凝,或者肝郁脾虚,脾虚失运,酿生痰浊。表现为胁下胀满,结块难消,甚则逐渐增大,或伴有纳差,舌苔厚腻,脉滑。此为痰浊阻滞。痰浊又可成为致病因素,阻碍气机,闭阻筋脉,致脏腑功能失调。痰浊甚至流窜他处,导致脏腑经脉多处痰浊肿块,积聚难消。现代研究表明,恶性肿瘤的转移与痰浊的流动性和黏滞性相关,痰浊的流动性可使癌毒随痰转移他处;痰具黏滞性,又能使癌毒根植脏腑,盘根错节。甚至有医家提出肿瘤转移的"痰毒流注"假说。痰浊阻滞证,笔者多用浙贝母、生牡蛎、炒蜂房等软坚散结、化痰解毒。若出现痰浊日久化热,可予蒲公英、紫花地丁、白毛藤等清热解毒。

（4）逐水化瘀：肝癌患者多痰多瘀，痰瘀留滞三焦，阻碍气机，水湿积聚，再加之肝郁脾虚，脾虚湿盛，水饮停留胸腹胃肠，尤其是在疾病中后期，水瘀痰浊互结，出现脘腹坚满如鼓，青筋显露，此为臌胀之象，笔者多用五苓散合代抵当汤逐水化瘀。饮停于胸肺，多用葶苈子、防己宣肺平喘，利水消肿。在肝癌后期，久病及肾，肾阳不足，不能温化水饮，水饮停着，四肢、头面畏寒水肿，甚至腹鼓如蛙腹，可用真武汤加减，或五苓散加附子、桂枝、干姜温阳化饮。

固本与祛邪是笔者治疗肝癌的两个基本原则。两者并不是分离的，而是根据疾病的不同发展时期和不同病理表现，将两大原则有机结合在一起，做到"治实当顾虚，补虚勿忘实"。固本，一方面固护正气，提高机体抗病能力，使癌毒无从生长；另一方面通过固护正气，尤其是通过增强脾胃运化功能，而减轻放、化疗药物的副作用。放、化疗过程中会有恶心呕吐、骨髓抑制等不良反应，患者往往难以耐受，如果放弃放、化疗，癌病快速进展，影响预后，所以通过中医药治疗减轻副作用，可使必要的放、化疗继续进行。祛邪，通过对癌毒、气滞、血瘀、痰浊、湿热等不同的病理产物进行辨证施治，以达到增效之目的。增效即通过抗癌解毒类中药增强化学药物的疗效，或者提高患者对放、化疗的敏感性。中西医结合，疗效更著。

四、验案举例

案例1

患者杨某，男，43 岁，患乙型病毒性肝炎、肝硬化多年，1 年前因"腹胀"就诊于外院，2019 年 4 月 9 日腹部增强 CT 示肝Ⅷ段占位，考虑肝癌可能；脏器声学造影示右肝Ⅷ段低回声结节，造影快进快出，提示肝癌。4 月 17 日行复杂肝癌切除术（侵犯第一 / 第二肝门）+ 肝动脉结扎 + 胆管修补成形术 + 肠粘连松解术，术后病理提示：中 - 低分化肝细胞性肝癌，予抗乙肝病毒、护肝等治疗，术后 1 个月患者出现发热，最高 39.0℃，胸腔积液，经抗感染、胸腔引流后好转。患者神疲乏力，身黄目黄，为求中医治疗，至笔者门诊。

2020 年 3 月 26 日初诊。刻下见：身黄目黄明显，小便黄，口干口苦，腹部胀痛，不欲饮食，神疲乏力，少气懒言，左下肢疼痛，舌红苔薄黄，脉弦细。患者诉既往脾气急躁，易怒，思虑较重。

西医诊断：肝癌。

中医诊断：肝积（气阴两虚，肝脾不和）。

治法：益气养阴，调和肝脾，抗癌退黄。

方药：

柴　胡 9g	生白芍 12g	佛　手 10g
预知子 9g	生黄芪 30g	炒白术 24g
山　药 30g	茯　苓 15g	红景天 12g
北沙参 12g	天　冬 12g	麦　冬 12g
枸杞子 12g	酒女贞子 12g	墨旱莲 15g
制黄精 15g	灵　芝 24g	半枝莲 30g
白毛藤 15g	仙鹤草 15g	藤梨根 30g
醋鳖甲 12g	莪　术 15g	茵　陈 30g
虎　杖 30g	郁　金 9g	泽　泻 12g
延胡索 10g	威灵仙 10g	川牛膝 12g

煎服法：共 14 剂，每日 1 剂，水煎，早晚分服。

二诊：患者身黄目黄明显好转，口干，乏力症状好转，下肢疼痛明显好转，胃纳改善不明显，舌苔略厚，笔者守原方，去威灵仙、川牛膝，虎杖减半，加陈皮 9g、砂仁 6g 健脾和胃化湿。14 剂。

三诊：患者身黄、目黄继续较前好转，无口干口苦，胃纳好转，仍有乏力，舌红苔薄，略有瘀斑，脉弦细。前方去砂仁、预知子，醋鳖甲加量至 24g，并加三棱 12g，再予 14 剂。

四诊：患者身黄目黄较前好转，复查生化功能胆红素较前下降，无口干口苦，无腹部膜胀，胃纳，乏力较前好转。舌淡苔薄，脉弦。

中药加减治疗 6 个月后，患者诸症明显好转，病情稳定，未见肿瘤转移，继续予上方加减巩固疗效。

按语：患者乙型病毒性肝炎、肝硬化病史多年，1 年前相关检查提示肝癌，行手术治疗，术后病理提示：中 - 低分化肝细胞性肝癌。患者肝癌诊断明确，术后出现发热、胸腔积液。患者目前主诉神疲乏力，不欲饮食，身目黄染明显。追问病史，患者既往急躁易怒，思虑较多，舌红苔薄黄，脉弦细。四诊合参辨证为气阴两虚，肝脾不和。患者患乙型病毒性肝炎多年，邪毒郁结于肝，致肝失疏泄，而见急躁易怒，情志怫郁，多思虑；肝气乘脾，脾胃虚弱，运化无权，而见不欲饮食、乏力，腹胀；癌毒蕴结肝脏多年，耗气伤阴，再加脾胃虚弱，后天生化乏源，不能濡养脏腑，脏腑功能失调，气血生成不足，终致气阴两虚，故见神疲乏力，少气懒言，口干；脾失健运，不能运化水湿，水湿停留，日久化热，湿热熏蒸肝胆，犯溢肌肤头目,而出现身目黄染明显、口苦等,湿热下注膀胱而见小便黄。故以益气养阴、调和肝脾、退黄解毒为治法。

方中柴胡、佛手、预知子疏肝理气解郁,使肝气条达,白芍养血柔肝,滋养肝阴,肝体阴而用阳,故白芍又能协助柴胡等药条达肝气。方中重用炒白术、山药、茯苓是为补脾益气之意。气阴两虚之证当气阴双补,重用黄芪、红景天、灵芝、北沙参、天冬、麦冬,方中大量运用益气养阴药,固护人体正气,调和脏腑功能,使癌毒无从以生,祛毒外出,是为"正气存内,邪不可干"之意。患者癌毒郁结于肝,久病必及肝肾之阴,故予枸杞子、酒女贞子、墨旱莲、制黄精补益肝肾。方中灵芝味甘,性平,归心、肺、肝、肾经,《神农本草经》记载:"紫芝味甘温,主耳聋,利关节,保神益精,坚筋骨,好颜色,久服轻身不老延年。"灵芝不仅可补气安神益精,现代药理学研究发现灵芝还具有抗肿瘤、调节免疫功能的作用,其提取物灵芝多糖还可提高肿瘤患者对放、化疗的耐受性。患者癌毒已生,为防其转移需抗癌解毒,方中半枝莲、仙鹤草、藤梨根、白毛藤均有清热解毒之功效,此类药物为常用抗肿瘤中药,现代药理学研究表明,其提取物能通过相关通路抑制肝癌细胞生长,诱导肝癌细胞凋亡,或阻止肝癌细胞的转移。肝癌患者多瘀多痰,与癌毒相互搏结,难以消散,方中鳖甲、莪术破血行气,化痰散结,又有抗癌解毒之效。患者身黄目黄,予大量茵陈、虎杖、郁金清利湿热,利胆退黄,泽泻通利小便,使湿热从小便而解。患者腹部胀痛,乃是气机阻滞,不通则痛,予延胡索理气止痛,白芍既能养阴柔肝,又能止痛,与延胡索配伍,增强其理气止痛之功效。患者下肢疼痛不舒,予威灵仙、川牛膝舒筋活络止痛。全方看似药物量多且用量较重,实则各有所用,各司其职,无多余无用之物,诸药共奏益气养阴、疏肝健脾、抗癌退黄之功。

二诊,患者身黄、目黄、口干、乏力症状好转,下肢疼痛明显好转,笔者守原方,去威灵仙、川牛膝,虎杖减半,因胃纳改善不明显,舌苔略厚,此乃脾虚湿盛之象,加陈皮、砂仁增强健脾化湿之功。

三诊,患者身黄、目黄继续较前好转,无口干口苦,胃纳好转,原方去砂仁、预知子,舌红苔薄、略有瘀斑,表明血瘀较前加重,予醋鳖甲加量,并加三棱破血消癥。

四诊,患者诉前诸症好转,病情稳定,未见肿瘤转移迹象,复查生化功能胆红素较前下降,继续上方加减巩固疗效。

案例 2

患者宋某,女,62 岁,因"上腹部不适 4 个月,肤黄、目黄 1 个月"就诊于外院,行肝脏病灶穿刺活检术,病理示:(肝脏肿块)纤维组织内见少量低分化腺癌。
PET/CT、MRI 等检查提示:肝门部淋巴结转移。予放疗治疗,放疗 15 日后出现
发热,取消后续放疗,经抗炎治疗后症状好转,2020 年 2 月 13 日开始行化疗(吉
西他滨 1.4g d1+ 卡培他滨 1.5g 每日 2 次 d1~14+ 阿帕替尼 250mg 每日 1 次),因
出现Ⅲ度血小板抑制而终止第 8 日化疗,2020 年 2 月 28 日开始继续卡培他滨 +
阿帕替尼化疗,后因患者乏力明显停用阿帕替尼。患者胃纳极差,3 个月体重下
降 3kg,神疲乏力明显,遂来笔者门诊就诊。

2020 年 5 月 30 日初诊。刻下见:患者精神疲惫,胃纳差,不欲饮食,面色
白,右上腹部胀痛,腰膝酸软无力,舌淡苔白有齿痕,脉细缓。

西医诊断:肝癌。

中医诊断:肝积(脾胃虚弱,气阴两虚)。

治法:补脾健胃,益气养阴,抗癌祛邪。

方药:

生黄芪 30g	炒白术 12g	太子参 15g
山　药 15g	焦六神曲 15g	红景天 12g
天　冬 12g	麦　冬 12g	制黄精 15g
白花蛇舌草 15g	半枝莲 30g	藤梨根 30g
虎　杖 15g	延胡索 10g	徐长卿 12g
白屈菜 15g	菟丝子 15g	补骨脂 10g
柴　胡 9g	炒白芍 12g	佛　手 10g
郁　金 9g	预知子 9g	

煎服法:共 14 剂,每日 1 剂,水煎,早晚分服。

二诊:患者乏力症状好转,上腹部疼痛、胃纳较前稍好转,腰膝症状同前,舌
淡苔白腻有齿痕,脉细缓。守方将炒白术加量至 24g,加干姜 6g、桂枝 12g。再
予 14 剂。

三诊:患者乏力、胃纳较前明显好转,疼痛、腰膝酸软较前缓解,舌淡苔白有
齿痕,脉细缓。患者诉近期睡眠欠佳,浅睡易醒,原方去干姜、预知子,加合欢皮
18g,炒酸枣仁 15g,首乌藤 15g。予 14 剂。

四诊:患者前证好转,继续完成化疗,复查血常规三系均在正常范围内。

此后共治疗 3 个月有余,守方巩固疗效。

按语:此患者经穿刺活检,肝癌诊断明确,已有转移,多次放、化疗后,患者

不能耐受,出现血小板减少、乏力、胃纳差、体重下降明显等症状。此乃癌毒壅盛,耗气伤阴,脏腑虚弱,无力祛邪,加之化学疗法损伤脾胃,脾胃虚弱,运化无权,不能滋养四肢百骸,而出现神疲乏力,纳差,体重下降;患者癌毒生于肝脏,阻碍气机,不通则痛,故上腹部胀痛;癌毒壅结,耗伤阴血,致肝阴亏虚,久病及肾,而出现腰膝酸软无力;舌淡苔白有齿痕,脉细缓,是脾胃虚弱,气阴两虚之象。患者癌毒已有转移,根深蒂固,故在固本基础之上加用抗肿瘤作用药物,以达治其太盛之目的,故以"补脾健胃,益气养阴,抗癌祛邪"为治法。

　　方中重用炒白术、太子参、山药、六神曲,意在补脾益气和胃,以固护后天之本,并减轻化学治疗的副作用;方中重用黄芪、红景天、天冬、麦冬、制黄精是为益气养阴,固本扶正。方中白花蛇舌草、半枝莲、藤梨根三药联用有较好的抗肿瘤效果,现代药理学研究表明其能抑制肝癌细胞生长,诱导其凋亡,并阻止肝癌细胞的转移,是为抗癌祛邪,治其太盛之意;白屈菜为罂粟科植物白屈菜全草,味苦,性凉,有毒,归肺、心、肾经,有镇痛、止咳、利尿、消肿、解毒之功效,古代医家常用此药清热解毒、抗癌瘤。近代药理学研究表明白屈菜中的白屈菜碱、白屈菜红碱、小檗碱均具有很强的抗肿瘤活性,白屈菜中提取的 Ukrain 为目前临床常用的抗肿瘤药物,白屈菜对肝胆肿瘤、胃癌、直肠癌和中晚期肿瘤腹转移等均有确切的疗效,而且不良反应相对较少。方中菟丝子、补骨脂温补肾阳,强腰壮骨;虽然此患者未表现出明显的肝郁气滞症状,然肝郁气结是肝癌发病的主要因素,而且癌毒纠结日久,难免耗伤肝阴,故予柴胡、佛手、郁金、疏肝理气解郁,炒白芍酸甘敛阴、柔肝止痛,补益肝阴。肝脏疏泄有常,肝阴充实,体阴而用阳,才能祛邪外出。

　　二诊时,患者乏力症状好转,上腹部疼痛、胃纳较前稍好转,腰膝症状同前,舌淡苔白腻有齿痕,脉细缓。患者胃纳仍差,故将炒白术加量至 24g,加强补脾益气之力;患者腰膝酸软无力,苔较前厚腻,考虑肾阳不足,水湿无以化,停着腰背,故加干姜 6g、桂枝 12g 温阳化饮。

　　三诊时,患者出现睡眠欠佳,浅睡易醒,考虑与肝肾亏虚有关,精血亏虚不能滋养髓窍,加之情志抑郁而出现浅睡易醒,故去干姜、预知子,加合欢皮 18g、炒酸枣仁 15g、首乌藤 15g,意在疏肝解郁,滋补肝肾,养血安神。

　　四诊时,患者诸症好转,继续完成化疗,复查血常规三系均在正常范围内,此后共治疗 3 个月有余,予原方加减巩固疗效。

　　本案用药达补脾健胃、益气养阴、抗癌祛邪之功,通过固护正气、补脾和胃,以减轻化疗的副作用,使化疗继续进行;方中白屈菜、白花蛇舌草、半枝莲、藤梨根均有抗癌解毒之功,可增强化疗药物的功效。此方既能固护正气,减轻化疗副作用,又能增效抗癌,可谓妙哉。

第四节　胆系恶性肿瘤

一、概述

胆系恶性肿瘤主要包括胆囊癌和胆管癌,约占所有消化系统肿瘤的 3%,胆囊癌是来源于胆囊上皮的恶性肿瘤,从组织学分类看,以腺癌所占比例最高(>80%),其次为鳞癌、混合癌及未分化癌。流行病学调查显示胆囊癌发病率占整个消化道肿瘤第五位,我国胆囊癌发病率约为同期胆道疾病的 0.4%~3.8%。胆管癌通常是指源于肝门部Ⅰ、Ⅱ级分支的主要肝胆管和肝外胆管的癌,原发癌较少见,转移多见,胆管癌患者的年龄多为 50~70 岁,男性略多,病死率较高。

胆系恶性肿瘤的全球发病率呈现上升趋势,其中亚洲国家最为常见。早期诊断比较困难,早期无特异性临床表现,或只有慢性胆囊炎的症状,往往是因良性胆囊疾病或胆囊结石行胆囊切除术的术后病理学检查意外发现。其他可能的临床表现包括超声检测到可疑的肿块或胆道梗阻伴有黄疸或慢性右上腹痛。一旦出现上腹部持续性疼痛包块、黄疸等病变,往往提示已到晚期。胆系恶性肿瘤侵袭性强,对放疗和化疗不敏感,预后极差,5 年存活率<5%。其主要症状有右上腹疼痛、黄疸、低热、厌食、恶心、厌油腻、右上腹肿块、乏力、皮肤瘙痒等症状。发病机制尚不明确,常见的高危因素是反复炎症刺激、结石、血吸虫与肝炎病毒感染。

多项现代研究表明,在胆系恶性肿瘤的治疗过程中,中医药具有确切的疗效。如在术后配合中医治疗,可以减轻手术对人体的创伤,加速康复;因胆系恶性肿瘤明确诊断时,往往已经处于晚期,丧失了手术机会,进行放、化疗对人体免疫力损害较大,甚至有部分患者因不能耐受而终止放、化疗,这对于疾病的预后不利,所以此时运用中医药来固护正气,补益脾胃,可以减轻恶心呕吐、血常规三系下降等不良反应,使必要的放、化疗能够继续进行,从而改善预后。而且在固护正气的同时,通过辨证施治,再予祛邪解毒之法,可以改善黄疸、腹痛、腹胀、腹水等临床症状。通过选用白花蛇舌草、灵芝、半枝莲、藤梨根、龙葵等现代药理学已经明确证实具有抗癌作用的中药,可以提高患者对放、化疗的敏感性,提高西医治疗的疗效,达到增效的目的。

胆居六腑之首,又属于奇恒之腑,其形呈囊状,若悬瓠,附于肝之短叶间,与肝相为表里。具有"泻而不藏,实而不能满"和"以通为用,以降为顺"等六腑的共同特点,但其不传化水谷和糟粕。胆腑具有贮藏和排泄胆汁的功能,胆汁是一种呈黄绿色、味苦、精纯而清净的精汁,故又将胆称为"中清之腑"。胆主决断,《素问·灵兰秘典论》有云:"胆者,中正之官,决断出焉。"胆主决断对于防御和消除某些精神刺激的不良影响,确保精神和心理活动正常,维持情志和调稳定具有重要作用。胆合于肝,助肝之疏泄,调畅脏腑气机,胆为阳木,肝为阴木,阳主阴从,故《素问·六节藏象论》有云:"凡十一脏取决于胆也。"

古代医籍中并无"胆囊癌"或"胆管癌"病名记载,但有较多与胆系恶性肿瘤临床表现相似的表述,如《灵枢·胀论》:"胆胀者,胁下痛胀,口中苦,善太息。"《灵枢·经脉》有云:"胆足少阳之脉……是动则病口苦,善太息,心胁痛,不能转侧。"《伤寒论·太阳病》描述"结胸症"的症状为膈内疼痛,拒按,气短,心下部坚硬胀满,身发黄。《伤寒论·辨少阳病脉证并治》中记载:"少阳之为病,口苦、咽干、目眩也。"这些描述均与胆系恶性肿瘤的症状颇为相似。据此,现代中医医家将胆系恶性肿瘤归属于"胆胀""胁痛""癥瘕""积聚""黄疸""臌胀"范畴。

二、中医病因病机

在中医古籍理论指导下,笔者结合自己临证经验,认为胆系恶性肿瘤的发病原因主要分为以下四个方面:

1. **六淫邪毒**　六淫之邪侵犯机体,郁结少阳,或放射性物质、工业废气、虫毒细菌等侵袭,若正气不能抗邪,则致外邪久客,脏腑功能失调,致气滞、血瘀、痰浊、湿热等病变,这些病理产物相互搏结,纠结难消,久则酿毒成癌。

2. **情志不遂**　肝胆相为表里,胆的生理功能依赖肝脏的疏泄,肝乃将军之官,性喜条达,主调畅气机。若因情志抑郁,或暴怒伤肝,皆可使肝失条达,疏泄不利,气血瘀阻,影响及胆,造成胆腑功能失调,久则癌变。正如《症因脉治·六腑腹胀》所云:"肝胆主木,最喜条达,不得疏通,胆胀乃成。"

3. **饮食所伤**　长期嗜酒无度,过食肥甘厚腻,又或饮食不洁,脾胃损伤,运化失司,湿浊内生,郁而化热,湿热蕴结,阻碍气机,日久生变。正如《景岳全书》所言:"以饮食劳倦而致胁痛者,此脾胃之所传也。"

4. **久病体虚**　由于慢性胆囊炎症、结石、腺瘤等病邪久羁,损伤正气,"正气不足,而后邪气踞之",出现气、瘀、痰、湿等凝滞于胆,久则癌变。

笔者认为,胆系恶性肿瘤虽有多种发病原因,但其基本病机为正气不足,气滞、血瘀、湿热、痰浊等相互搏结,气机阻滞,脏腑失调,日久癌变。

病理属性总属本虚标实。多为因虚而致病,因虚而致实,是一种全身属虚、局部属实的疾病。初期邪盛而正气未衰,以气滞血瘀、湿热蕴结、痰浊阻滞等实证为主。疾病中期癌毒已成,耗散气血,正气愈虚,癌毒愈盛,多出现气阴亏虚、阴阳两虚等病机转变。在胆系恶性肿瘤后期,癌毒壅盛或转移他处,盘根错节,急剧耗散气血阴阳,出现正气极虚,甚至阴阳绝离重症。胆系恶性肿瘤病位在胆,与肝、脾、肾密切相关。

三、治疗

（一）根据胆系恶性肿瘤的病因病机,结合多年临床经验,笔者提出从肝论治、和解为法、以通为用和固本祛邪四大基本治疗纲领。

1. **从肝论治** 从解剖关系来看,胆在右胁,附着于肝叶之间,肝胆相照;足少阳胆经与足厥阴肝经互为表里。《灵枢·本输》有云:"肝合胆。"《难经·三十五难》亦云:"胆者,肝之腑。"在调节脏腑气机方面,肝主疏泄,调畅情志,胆合于肝,助肝疏泄,以调畅气机,肝胆相互为用,升降出入,纵横往来,并行不悖,从而维持脏腑气机协调平衡,故有"凡十一脏取决于胆"之说。在调节情志方面,正如《类经》所云:"胆附于肝,相为表里,肝气虽强,非胆不断,肝胆相济,勇敢乃成。"肝胆相济,则情志调和。胆为中精之腑,贮藏排泄胆汁,胆汁由肝之精气而化生,胆汁生成后,由胆腑贮藏、浓缩,在肝气的疏泄作用下排泄而注入肠中,以消化食物。肝失疏泄,则胆汁生成、排泄受阻,生成胆石、血瘀或痰浊,阻碍气机,久则生变。可见胆的生理功能与肝密切相关。笔者认为治疗胆系恶性肿瘤,需从肝论治。肝郁气滞,则疏肝理气,可予柴胡疏肝散加减;肝阴不足,当养阴柔肝,多加白芍、地黄、枸杞子、当归等柔肝敛阴之品;肝肾阴虚,当滋补肝肾,予天王补心丹合左归丸加减。

2. **和解为法** 和解之法包括和解少阳和调和肝脾两个方面。胆为阳中之少阳,少阳之为病,邪正纷争于半表半里之间,证见寒热往来,胸胁胀痛,食欲不振,恶心呕吐,心烦,口苦,咽干,舌苔薄白,脉弦等。治当疏通表里,和解少阳。对于胆系恶性肿瘤,笔者多在小柴胡汤和解少阳的基础上辨证施治,屡屡效验。若肝失疏泄,中焦气机不利,横逆犯脾,脾虚失运,水湿内停,日久化热,湿热熏蒸,可见胸胁胀痛、时时叹息、身黄目黄、食欲不振、不思饮食等肝郁脾虚之象。

而且胆汁经过肝的疏泄作用,下注小肠,以协助脾胃消化食物。可见脾胃运化有赖于肝胆疏泄,若肝气郁结,疏泄失常,胆汁的生成和排泄就会受到影响,从而导致脾胃运化功能失常,所以少阳之病应注重调和肝脾。笔者多用柴胡、炒白芍、佛手、郁金、预知子疏肝利胆,加炒白术、茯苓、薏苡仁、太子参、山药等补益脾胃。

3. **以通为用** 《素问·五脏别论》言:"六腑者,传化物而不藏,故实而不能满也。"胆的生理功能主要是贮藏、排泄胆汁和主决断。在胆系恶性肿瘤的病情发展中,若血瘀、痰浊、胆石或癌肿阻塞胆道,胆汁的分泌与排泄受阻,就会影响脾胃的受纳腐熟和运化功能,出现厌食,腹胀、腹泻等症状;若湿热熏蒸肝胆,肝胆气机不利,胆汁不循常道,犯溢肌肤、头目,则发为黄疸,出现身黄、目黄、小便黄症状;若胆气不通,气机上逆,则可出现口苦、呕吐黄绿苦水等症状。因此,笔者认为胆系恶性肿瘤患者应以通为用,临证时常予茵陈、虎杖、郁金、金钱草等利胆通腑之品,使胆汁排出通畅。是为"以通为用,以降为顺"之意。

4. **固本祛邪** 正气亏虚为胆系恶性肿瘤发生的基本前提,多因虚致实,笔者认为治疗癌病首先要固护正气,提高机体抗病能力,使癌毒无以生长。固护正气应体现在疾病的每个发展阶段,针对不同的虚证,采用不同的补益策略,尤其要注重补益脾胃,脾胃为后天之本,生化有源而滋养脏腑,脏腑功能有常,才能祛邪外出。胆系恶性肿瘤中期,癌毒耗气伤阴,往往出现气阴两虚、肝肾亏虚之证,此时应气阴双补,滋养肝肾。笔者多用黄芪、太子参、炒白术、红景天、沙参、麦冬、天冬、白芍、枸杞子、女贞子、制黄精等药同用,以补气养阴,滋补肝肾,固护正气。在疾病后期癌毒壅盛,或转移他处,急剧耗散人体正气,正气极度亏虚,此时当用参附汤等益气固脱,回阳救逆。胆系恶性肿瘤的发生多与气滞、血瘀、痰浊、湿热等病邪相关,故笔者认为应根据不同的病理因素,采取不同的祛邪方法,如疏肝理气、活血化瘀、化痰散结、清利湿热。与此同时可根据病情和证型辨证选用半枝莲、白花蛇舌草、藤梨根、仙鹤草、白毛藤、龙葵、八月札等抗癌解毒之品,抑制癌毒增大和转移。固本与祛邪并举才是治疗之道,是为"治实当顾虚,补虚勿忘实"。

(二)在临床诊疗中,胆系恶性肿瘤患者病机复杂,症状多样,应当以辨证施治为要,笔者根据临证经验,总结出以下几种常见证型:

1. **湿热蕴结证** 若湿热蕴结肝胆,阻碍气机,气机不畅可出现右胁下胀痛,胆汁不循常道,犯溢肌肤头目,致身黄目黄,黄色鲜明;若湿热下注,则出现小便黄,涩痛不利;湿热蕴结中焦,阻碍脾胃运化功能,则出现恶心呕吐,不欲饮食;湿热上蒸,而出现口干口苦,心烦懊恼;舌红苔黄,脉弦数。笔者认为应清利湿热,利胆退黄。可予柴胡、黄芩、半夏、栀子、茵陈、郁金、虎杖、金钱草、泽泻等。

若以湿为主,予薏苡仁、广藿香、苍术等利湿健脾;若湿热下注大肠,大便秘结不通,予枳实、厚朴、生白术、麻子仁通便,导湿热下行。

2. 痰浊阻滞证　痰、浊、瘀相互搏结于胆腑,阻碍气机,影响其生理功能,久则酿生癌变,可表现为右胁下结块,质地坚硬,积聚难消,甚至疼痛。疾病后期,痰浊流窜他处,可见结块累累。《黄帝内经》提出"坚者削之,结者散之",笔者认为痰浊瘀阻,肿块难消应当以软坚散结为法,软坚散结在胆系恶性肿瘤的治疗中应用广泛,往往予浙贝母、夏枯草、半夏、生牡蛎等化痰散结之品。而且现代药理学研究表明此类药物还具有抑制肿瘤细胞生长和转移的作用。

3. 肝胆不利证　胆乃"中清之腑",储存和排泄胆汁以助脾胃消化,以通降下行为顺。胆汁的生成与排泄依赖于肝之疏泄,若肝郁气结,疏泄失常,胆腑失和,胆汁下行不畅,久则胆石、瘀血生成,又或肝郁气滞,郁而化热,热结胆腑,酿毒生癌。常表现为右胁下胀痛不适,随情志而变化,恶心反酸,呕吐黄绿苦水,时时叹息,舌红苔薄,脉弦。笔者认为应疏肝利胆,以通为顺。多予柴胡、郁金、香附、预知子、茵陈等疏肝利胆之品,使肝气条达,胆腑和降。若胸胁攻窜疼痛,疼痛较重,是为气机不畅,不通则痛,予延胡索、乌药、香附、佛手理气止痛。

4. 气滞血瘀证　肝胆气机不利,或气虚不能行血,导致瘀血内停,停着胆腑,阻碍气机,再加之其他因素相互作用,易生胆系癌肿。出现胆腑刺痛,痛处不移,舌紫暗,瘀点瘀斑,舌下脉络迂曲,脉弦涩等瘀阻之象,笔者常选用莪术、三棱、桃仁、丹参、醋鳖甲破血行气化瘀。莪术、鳖甲之品既有破血逐瘀之功,又具抗癌解毒、抑制肿瘤生长之效;现代研究表明活血化瘀法有缩小癌肿、抑制肿瘤细胞增长的作用。若刺痛较重,痛处不移,可予延胡索、片姜黄,既可活血化瘀,又能止痛。

5. 脾胃亏虚证　脾胃为后天之本、生化之源。饮食不节、起居失常往往会损伤脾胃,脾胃虚弱,则生水湿、痰浊、热毒。或在手术及放、化疗之后人体元气耗伤,脾胃更虚,甚至不能耐受,使必要的放、化疗不能进行。出现恶心呕吐、不思饮食、神疲乏力、便溏、舌淡苔薄有齿痕、脉细等症状,又或血常规检查见三系降低。笔者认为此时当用健脾和胃之法,固护后天之本。《脾胃论》有云:"脾胃弱则百病即生,脾胃足则外邪皆息。"多用炒白术、山药、鸡内金、茯苓、炒麦芽等补益脾胃,若兼见胃脘痞满、头晕如裹、大便黏腻、舌苔厚腻或黄腻、脉滑等脾虚湿盛证候,可予炒苍术、广藿香、姜厚朴、佩兰、薏苡仁等化湿和中;若化疗后出现恶心呕吐,不能耐受,在补益脾胃基础上加姜半夏、竹茹、陈皮和胃降逆止呕。

6. 肝郁脾虚证　胆汁的生成和排泄均与肝疏泄功能相关,胆汁生成后,由胆腑贮藏、浓缩,在肝气的疏泄作用下排泄而注入肠中,以消化食物。肝疏泄有常,胆汁应时而下,可协助脾胃运化。若肝气郁结,气机不利,胆汁不能生成,排泄不畅,不能协助脾胃运化水谷,可见不欲饮食,甚至恶心呕吐、胃脘痞满等脾胃运化失司之象。而且若肝气郁结,肝失疏泄,肝盛乘脾,致脾失健运,气血生化乏源,出现烦躁易怒、抑郁多思、面黄肌瘦、疲惫乏力、大便稀溏、脉弦等肝郁脾虚兼有之证。笔者认为应当疏肝利胆,健脾和胃。多用柴胡、佛手、郁金、生麦芽疏肝利胆,再予炒白术、茯苓、山药、生薏苡仁等健脾益气。

(三) 并发症的治疗

1. 黄疸　胆系恶性肿瘤患者体内可存在不同的病理表现,如湿热、气滞、血瘀等,这些病理因素都可以阻碍胆汁排泄,胆汁犯溢胆管之外,可造成黄疸,其中以湿邪为主,正如《金匮要略·黄疸病脉证并治》所言"黄家所得,从湿得之",患者可出现身目黄染明显,小便黄,或兼见皮肤瘙痒,身热不退,口苦咽干。笔者认为黄疸治疗应以"清湿热、利小便"为基本治法。用大量茵陈、郁金、虎杖、黄芩、栀子清利湿热,再予泽泻、车前草、茯苓、薏苡仁利水渗湿,使黄疸从小便而解,正如《金匮要略》所说:"诸病黄家,但利其小便。"

2. 腹痛　腹痛是胆系恶性肿瘤的常见症状。气滞、血瘀、胆石、痰浊等病理产物均可以阻碍气机,导致胆腑气机不利,不通则痛,或者癌瘤、胆石、瘀血在胆道生成,阻碍胆汁排泄,引发炎症,可出现右胁下刺痛、胀痛、隐痛或钝痛等不同性质的疼痛,甚至痛引后背,疼痛难耐。笔者认为治疗胆系恶性肿瘤腹痛,应在疏肝利胆,祛邪抗癌的基础上,加用延胡索、乌药、荜茇、片姜黄等理气止痛之品,减轻患者痛苦。

3. 腹水　腹水是胆系恶性肿瘤后期的并发症,造成腹水的原因有多种,如脾虚无以运化水湿,造成水饮内停;或癌病晚期,久病累及肾阳,肾阳亏虚,温化失司,水饮停着,可见腹胀和腹水,甚则状如蛙腹;又或者癌瘤转移至腹膜,导致癌性腹水。笔者认为应根据不同的病机,运用不同的治疗方法,如健脾利水,用实脾饮加减;温阳化饮,用真武汤加减;或利水消肿,用五苓散加减。

(四) 酌情选用抗癌中药

笔者认为可将抗癌中药分为两类:一种是扶正以抗癌,如灵芝、黄芪、冬虫夏草、人参、石斛等;现代药理学研究表明此类益气扶正之药具有较好的抗肿瘤作用。另一种是祛邪以抗癌,如清热解毒类的白花蛇舌草、半枝莲、藤梨根、龙葵、白毛藤、仙鹤草等,活血化瘀类的莪术、三棱、丹参、桃仁、醋鳖甲等,化痰散结类的浙贝母、半夏、生牡蛎等,利水渗湿类的泽泻、土茯苓、菝葜等,虫类攻毒药中的蜂房、全蝎、土鳖虫等。这些药物经过现代药理及临床研究表明具有抑制癌细胞增殖和转移的作用,笔者会在辨证论治的基础上酌情选用。

四、验案举例

患者石某,女,68 岁,半年前就诊于外院,诊断为"胆囊恶性肿瘤",已有淋巴结、肝脏转移,因不能耐受化疗,寻求中医治疗,遂至笔者门诊就诊。

2020 年 6 月 22 日初诊。症见:右胁下隐痛不适,神疲乏力,不欲饮食,声低懒言,四肢畏寒,腰膝酸软无力,小便黄,身目略黄,舌淡苔薄滑,脉沉细。

西医诊断:胆囊癌。

中医诊断:胆胀(气阴两虚,脾肾阳虚)。

治法:益气养阴,健脾补肾,退黄解毒。

方药:

生黄芪 30g	炒白术 15g	防　风 9g
炒党参 15g	焦六神曲 15g	红景天 12g
天　冬 15g	麦　冬 15g	制黄精 15g
郁　金 12g	预知子 9g	茵　陈 10g
虎　杖 15g	佛　手 9g	枸杞子 15g
女贞子 15g	墨旱莲 15g	山　药 15g
菟丝子 12g	补骨脂 15g	淫羊藿 15g
生鸡内金 15g	炒麦芽 15g	炒山楂 15g

煎服法:共 14 剂,每日 1 剂,水煎,早晚分服。

二诊:患者诉右胁下隐痛好转,乏力、畏寒、腰膝酸软症状好转明显,不欲饮食未见改善,舌淡苔薄,脉沉细。原方基础上炒白术加量至 30g,山药加量至 30g。再予 14 剂。

三诊:患者诉诸症较前明显好转,胃纳可,舌淡苔薄,脉沉细。原方减防风、淫羊藿。予 14 剂巩固疗效。

四诊:患者诉稍有乏力,无右胁疼痛,胃纳可,舌淡苔薄,脉沉细。守方治疗。

按语:患者胆囊癌伴多处转移,不能耐受化疗,寻求中医治疗。刻下见右胁下隐痛不适,神疲乏力,不欲饮食,声低懒言,四肢畏寒,腰膝酸软无力,小便黄,身目略黄,舌淡苔薄滑,脉沉细。患者胆囊癌晚期,癌瘤壅结胆腑,阻滞气机,气机不畅,不通则隐痛不适,胆汁下泄不畅,不循常道,则小便黄,犯溢肌肤头目,则出现身黄目黄;癌毒已成,耗散正气,损伤脾胃,脾失健运,则出现不欲饮食,神疲乏力,声低懒言,久病及肾,肾阳亏虚而出现四肢畏寒怕冷,腰膝酸软无力。四诊合参属气阴两虚,脾肾阳虚。以益气养阴、健脾补肾、退黄解毒为基本治法。

方中生黄芪、防风、红景天固本补气,天冬、麦冬、制黄精、枸杞子、女贞子、墨旱莲滋阴补肾;炒白术、党参、生鸡内金、焦六神曲、炒麦芽、炒山楂健脾养胃,以补后天之本,使气血生化有源;菟丝子、淫羊藿、补骨脂温补肾阳,温煦腰膝;茵陈、虎杖、郁金利胆退黄,又能抗癌解毒;预知子、佛手疏肝理气止痛,意为从肝论治,肝脏疏泄有度,则胆腑气机和顺。诸药合用,达益气养阴、健脾补肾、退黄解毒之功效。患者已属癌病晚期,气血阴阳俱虚,不可妄用白花蛇舌草、半枝莲、龙葵、白毛藤等抗癌药以免损伤脾胃,使脏腑愈虚,而是先以固护正气为主,循序渐进。

二诊,患者诉隐痛、乏力、畏寒、腰膝酸软症状明显好转,不欲饮食未见改善,在原方基础上炒白术、山药加量,加强补益脾胃之力。

三诊,患者诉无明显恶寒,腰膝酸软症状较前好转,患者阳气已复,阴津未生,故续用前方,减防风、淫羊藿以防过热伤津。

四诊,患者诸症较前好转,守方继续治疗。

第五节 结直肠癌

一、概述

结直肠癌是最常见的恶性肿瘤之一,包括来自盲肠、阑尾、升结肠、横结肠、降结肠、乙状结肠、直肠的恶性肿瘤,其中前六个部分都归结为结肠癌。大肠癌的发生部位以直肠最为多见,占 56%~70%;其次为乙状结肠,占 12%~14%;盲肠占 4%~6%;降结肠、横结肠、升结肠各占约 3%。随着社会进步、生活条件改善和人们生活方式、饮食习惯的改变,结直肠癌在我国发病率日趋增高,发病率及发病风险随年龄的增长而增加,而且具有明显的地域分布差异性。在西方发达国家如北美、西欧,结直肠癌的发病率居第 2 位;东欧、南欧等地区发病率稍低;非洲、亚洲等地区发病率相对较低。本病可以通过淋巴循环、血液循环及直接蔓延等途径播散到其他组织和脏器。根据临床表现、X 射线钡剂灌肠或纤维结肠镜检查可以确诊。治疗要求根据患者的状态、肿瘤的具体部位、病理类型、侵犯范围和发展趋势,结合细胞、分子生物学改变,合理地应用现有的多学科治疗手段,最大限度地改善患者的生活质量,实行个体化治疗方案。一般来说,病变只限于肠壁者预后较好,浸润到肠外者预后较差,年轻患者、癌瘤浸润广泛、有转移者或有并发症者预后不良。

结直肠癌的病因至今尚未明了,结直肠癌是大肠黏膜上皮在环境或遗传等多种致癌因素的作用下发生的恶性病变。从流行病学的观点看,结直肠癌的发病与遗传、环境、生活习惯,尤其是饮食方式有关。结直肠癌发病的高危因素包括慢性腹泻、黏液血便、精神刺激、便秘、肿瘤家族史、长期服用导泻药病史和肠道疾病如溃疡性结肠炎、克罗恩病及结直肠息肉、腺瘤等。部分结直肠癌与遗传有关,如家族性腺瘤病、遗传性非息肉性结肠癌、色斑性腺瘤病以及幼年性息肉病等,这些疾病均具有特定的基因型,其中以遗传性非息肉性结肠癌为多见,占结直肠癌的 5%~15%。

中医中药治疗结直肠癌是我国的一大特色,中西医结合治疗结直肠癌已成为结直肠癌综合治疗的有效方法。癌症发展与人体的内环境息息相关,内环境利于癌细胞生长时癌瘤就会迅速生长,中医中药可以调理患者的体质,增强患者的免疫力,从而改变机体内环境以达到抑制癌细胞的目的,这是一种长久、缓慢的调理方法。中医药与其他的治疗方法有序合理应用,遵循辨证论治的基本原则,在减少肿瘤复发与转移,减轻药物不良反应,增强放、化疗疗效,改善患者临床症状和改善生活质量等方面起着重要作用。在中医学中,结直肠癌可归结于"肠覃""积聚""脏毒""锁肛痔""肠风""下痢""肠癖"等疾病。《外科大成》记载:"锁肛痔,肛门内外如竹节锁紧,形如海蜇,里急后重,粪便细而带匾,时流臭水。"《医宗金鉴》记载"脏毒"可辨证分为内外、阴阳:"此证有内外、阴阳之别。发于外者,由醇酒厚味,勤劳辛苦,蕴注于肛门,两旁肿突,形如桃李,大便秘结,小水短赤,甚者肛门重坠紧闭,下气不通,刺痛如锥,脉数有力,多实多热,属阳易治,宜服一煎散,能利二便,菩提露搽之;肿痛仍前,不全退者,脓将成也,宜服托里透脓汤;脓胀痛针之;脓出之后,治同溃疡门。发于内者,兼阴虚湿热,下注肛门,内结壅肿,刺痛如锥,大便虚闭,小水淋漓,寒热往来,遇夜尤甚,脉数微细,为虚为湿,属阴难治,宜服五灰散,脓毒自然溃出;脓生迟者,服十全大补汤托之,溃后按溃疡门。"结直肠癌引起的临床症状主要包括肠刺激症状和排便习惯的改变(如便频、腹泻、便血、便秘等)、肠梗阻、腹部肿块、贫血、消瘦、乏力等。

二、中医病因病机

大肠为六腑之一,居腹中,其上口在阑门与小肠相接,其下端连肛门,是一个管腔性器官。大肠的生理功能主要是传化糟粕,大肠接受小肠下传的食物残渣,并吸收其中多余的水分,形成粪便并排出体外,故曰"大肠者,传导之官,变化出焉"。中医认为结直肠癌的病因病机主要包括内因与外因,外因有寒、湿、热等外邪侵袭客于大肠;内因有:患者素体亏虚,年老久病,以"正虚"为发病之本,正气虚弱则无以抗邪,以致瘀血、热毒、痰湿等邪毒结聚于大肠,发为本病;饮食不节,恣食肥甘厚腻或误食不洁食物等损伤脾胃,导致脾胃运化失司,升降失常,故化生湿热、热毒、痰湿等实邪,困阻于脾胃,蕴结于肠腑而为肿;患者情志抑郁,肝气郁结,以致肝脾不调,脾胃失和而致气机郁滞,日久则出现气郁化火,气血失调,湿毒瘀滞凝结而成癥瘕积聚。

笔者认为结直肠癌病因病机较为复杂,多以正气亏虚为基础,所谓"正气存内,邪不可干","邪之所凑,其气必虚",机体正气亏虚故脾胃运化失常,病久及肾,脏腑功能紊乱,机体阴阳平衡失调,导致气滞血瘀、湿毒热毒结聚而成癌肿。饮食不节则损伤脾胃,脾胃为后天之本、气血生化之源,主运化水谷和运化水液,脾气运送水谷精微灌注于全身脏腑、形体官窍,若脾胃损伤,则运化失常,脾气不能升清,胃气不得通降,导致湿邪阻滞,湿邪郁久而化热,湿热内生,流注于大肠,阻碍肠腑气机升降,气机不能正常通降则郁滞而化热,生为癌毒而致病。湿邪凝聚为痰邪,痰邪郁久化热,热与痰搏结可发为肿块;情志不畅则肝气郁结,肝郁横逆犯脾,气郁久化火,燔灼津液;久病伤络,血行不畅,脉络瘀阻,可凝结成肿块;寒湿、湿热等外邪内侵肠腑,导致肠腑气血失和,更易化生痰湿、浊毒、瘀血,可聚而成积;患者素体亏虚或年老久病,脏腑虚损,正气不足为本病发病基础,正虚无以抗邪,则气滞、瘀血、热毒、痰湿等停滞于肠腑,日久而成有形之积。

三、治疗

笔者认为结直肠癌是由于机体正气不足,脏腑虚损,气血亏虚,邪毒滞留肠道,导致局部气血不畅,痰、湿、毒、瘀凝结成为有形之积。故治疗应以扶正祛邪为基本原则,扶正包括补益气血、温补脾肾、益气养阴、调和营卫等治疗方法,扶正适用于以正虚为主的患者;祛邪适用于以邪盛为主的患者,祛邪包括清热解毒、活血化瘀、化痰祛湿、软坚散结等治疗方法祛除病邪,控制肿瘤,以达到邪去正复的目的。在肿瘤发展过程中,正气与邪气处于相互斗争的状态,引起正邪盛衰、病情虚实的变化。因此,应当把"扶正"与"祛邪"辩证地结合起来,采取以扶助正气为主或以祛除邪气为主,或先攻后补或先补后攻,或攻补兼施的治疗方法。

治疗结直肠癌的关键在于扶助正气,调理脾胃,同时根据患者的症状、体征、体质分别采用温补脾肾、益气养阴、清热祛湿、活血祛瘀、化痰软坚等治法,并配合饮食调节、心理疏导等方法综合调治,疗效显著。结直肠癌的中医基本证型包括脾虚湿滞、湿热蕴结、气血亏虚、脾肾虚寒、肝肾阴虚、瘀毒内阻等。

结直肠癌临床上以大便改变为特征,肠道刺激症状包括便频、腹痛、便秘、腹泻、黏液便、血便等,晚期患者出现贫血、消瘦及脏器转移的表现。临床上患者往往虚实兼夹,在辨证时,要辨阴阳、脏腑、虚实、寒热、气血五个方面。肿瘤早期,正气尚未大衰,邪气未深,治疗以攻邪为主,扶正为辅;肿瘤中期,邪气渐深,正气较虚,治疗当攻补兼施为主;肿瘤后期,正气大虚,治疗当以补益为主,攻邪为辅。如术后患者病灶虽然已经去除,但是机体的正气受到了很大的损伤,多表现出气血两虚、气阴亏虚、脾胃虚损、营卫失和等;在放疗、化疗及药物治疗时,攻邪抗癌的治疗方法对机体同样造成了很大的损伤,同时机体的免疫功能下降,因此在此期间配合中医药治疗与调理,不仅可以减轻放疗、化疗的毒副反应,而且可以加强机体的抗病能力,提高机体免疫功能,增强治疗效果,达到减轻患者痛苦,提高患者生存质量的目的。

肿瘤早期治疗以攻邪为主,扶正为辅,笔者多用白花蛇舌草、龙葵、半枝莲、半边莲、马齿苋、藤梨根等清热解毒;多用陈皮、预知子、砂仁、佛手等理气行滞;多用夏枯草、浙贝母、山慈菇等软坚散结,多用生薏苡仁、土茯苓、泽泻、茯苓等清热祛湿;多用丹参、桃仁、莪术等活血化瘀,瘀血会加重其他致病因素如气滞、痰湿、热毒的积聚,对肿瘤的形成与发展有重要影响,往往瘀血一除,气通、痰消、热退。肿瘤中期,治疗当攻补兼施,肿瘤后期或放、化疗期间,治疗则以扶正为主,笔者多用生黄芪、太子参、白术、山药等补脾益气;多用枸杞子、女贞子、墨旱莲、黄精等滋补肝肾之阴,多用当归、红花、赤芍、熟地黄、川芎等补血活血,多用吴茱萸、附子、肉桂、桂枝、干姜等达到温补脾肾之效。

结直肠癌的辨证论治:如患者出现面色萎黄、神疲乏力、腹胀腹痛、食少消瘦等表现,多为脾胃亏虚,气血不足之象,笔者多以党参、白术、茯苓、黄芪、太子参等健脾益气,再配合当归、鸡血藤等补血活血,使气血化生有源,标本兼顾;如患者出现面色苍白、形体消瘦、腹痛隐隐、肢体浮肿、腰膝酸软、久泻久痢等表现,多为肾阳亏虚之象,笔者多用党参、白术、补骨脂、吴茱萸、肉豆蔻等温补肾阳,再配伍熟地黄、白芍等顾护津液,以防温燥伤阴;如患者出现腹痛拒按、大便黄褐味臭、便黏液脓血、肛门灼热等则多属实证、湿热证,笔者多用白头翁、败酱草、马齿苋、赤芍等清热解毒,以黄连、黄芩、苦参等清热燥湿;如患者病程迁延不愈,大便泻下赤白黏液,肛门下坠,腹痛隐隐,多属虚寒证,笔者多用党参、白术、山药、补骨脂、吴茱萸、肉豆蔻、黄芪、干姜温补脾肾,加五味子、芡实敛肠止泻;如患者出现腹部隐痛、心悸气短、面色不华、形体消瘦、少气乏力、脱肛下坠的表现,则为气虚血亏证,笔者多用党参、黄芪、白术健脾益气,当归、川芎,白芍补血养阴;如患者出现头晕目眩、腰膝酸软、五心烦热、潮热盗汗、舌红少苔、脉细数的表现,多为肝肾阴虚证,笔者多用知母、黄柏、生地黄、牡丹皮、山茱萸滋补肝肾之阴;如患者出现腹部刺痛、痛处固定不移、舌紫暗有瘀斑,或舌下脉络粗大怒张,脉涩,则为瘀毒内阻证,笔者多用当归、丹参、莪术、鸡血藤等活血化瘀,往往血瘀一除,则气通、痰消、热退。

　　结直肠癌的随证加减:食积腹胀、胃纳减少者可加炒(生)麦芽、炒(生)鸡内金、焦六神曲、焦山楂等以化食导滞,而麦芽、鸡内金生用又有活血化瘀之效,临床多用生品;贫血者可加何首乌、紫河车、枸杞子、大枣以补血;便血明显者可加仙鹤草、三七、侧柏炭、血余炭、蜂房以止血消肿;恶心呕吐、腹胀者可加姜半夏、竹茹、木蝴蝶、枳壳、莱菔子降气消痞;胃中嘈杂,饥不欲食,口干甚,舌红少津,脉细数者,加北沙参、南沙参、麦冬、天冬滋养阴液;疼痛明显者,加芍药、甘草、延胡索、乌药等以止痛;里急后重者加木香、槟榔、秦皮、白头翁、马齿苋等;夜间难寐,寐后易醒,醒后难寐者,加合欢皮、首乌藤、酸枣仁、柏子仁、远志等安神助眠;潮热汗多、五心烦热甚者可加地骨皮、知母、青蒿、鳖甲以清火除烦,凉血除蒸;尿少腹胀大如鼓,胸闷气促者(胸腔积液、腹腔积液),用防己、黄芪、葶苈子、瓜蒌皮、泽泻、猪苓、茯苓利水退肿,临床中恶性肿瘤伴胸腔积液、腹腔积液者多有阳虚表现,多配伍桂枝、干姜等温阳之品;头晕头痛者可根据部位辨证采用不同中药,灵活运用,川芎、天麻祛风止痛、活血行气,可用于各个部位的头晕头痛,厥阴头痛可加藁本,阳明头痛可加白芷,少阴头痛可加细辛等。

　　转移瘤的治疗:患者机体阴阳平衡失调,阳气失于固摄,正气不固,导致癌毒扩散迅速,造成转移或者易于复发,笔者在治疗转移瘤时多用引经药物,往往达到"药小力专"之效。①肺转移:患者出现咳嗽咳痰,胸闷胸痛,痰中带血,或气短,舌淡或暗,或有瘀斑,薄白,脉弦或细,治以益气养阴,宣肺止咳。笔者多用太子参、北沙参、天冬、麦冬、桔梗、浙贝母、金荞麦等,桔梗、桑白皮等可作为引经药。②肝转移:患者出现胁肋部不适或疼痛,或腹胀,或纳呆,或身黄目黄,舌暗或有瘀斑,脉弦细,治以疏肝理气,清热利湿。笔者多用茵陈、虎杖、柴胡、白芍、枳壳、陈皮、郁金等,柴胡、郁金可作为引经药。③脑转移:患者出现头痛头晕,视物模糊,肢体麻木或半身不遂,神志不清或烦躁谵妄,甚则肢体抽搐,言謇语塞,舌暗红或有瘀斑,脉弦数或涩,治以祛痰化瘀,通经活络。笔者多用天麻、半夏、白芷、川芎、地龙、石菖蒲等,石菖蒲、益智仁等可作为引经药。④骨转移:患者出现躯体或四肢多处疼痛,或运动障碍,舌暗或有瘀斑,脉细或涩。治以补肾强骨,活血止痛。笔者多用补骨脂、杜仲、续断、牛膝、威灵仙、骨碎补等,牛膝、骨碎补等可作为引经药。

手术结合中医药治疗:手术给结直肠癌患者带来一定程度上的损伤和并发症。手术前后配合中药治疗可扩大手术的适应证,减少手术的并发症和后遗症。

(1)术前中药调理:许多患者在临床上得到确诊已是中晚期,手术治疗是一种非常重要的治疗手段。在术前用中药调理,可以改善患者的营养状况,增强体力,有助于手术的顺利进行。多配合补气养血、补益肝肾或调补脾胃的药物,笔者多用四物汤、四君子汤、酸枣仁汤等进行加减。

(2)术后中药调理:手术损伤患者元气,患者常有气血亏虚、气阴两虚、脾胃失调等表现,此时可积极配合中医药调理,有以下作用:一是调理脾胃,促进胃肠功能的恢复;二是调补手术损伤,改善患者气血亏虚、津液亏虚的情况;三是增强机体免疫力,提高抗病能力;四是术后长期辅助中药调理,一定程度上控制癌细胞活动,减少复发、转移。患者出现纳差、腹胀、恶心、呃逆、腹泻等胃肠失调的情况时,笔者多用香砂六君子汤、旋覆代赭汤加减;如患者出现腹胀明显、便秘数日、口干、舌苔黄燥笔者多用麻子仁丸加减;患者出现大汗淋漓或动则汗出、易感冒畏风、神疲乏力、夜间汗多等营卫失调、表虚不固的表现,笔者多用玉屏风散加减;患者出现术后口干舌燥、恶心干呕、大便干、胃纳不佳、舌光红无苔、脉沉细或细数,多属胃阴不足,笔者多用沙参麦冬汤加减;患者术后伤口或溃疡难以愈合,笔者多用益气托毒生肌之生黄芪,用量可至60g。

化疗结合中医药治疗:中药与化疗药物配合使用,可增强化疗药物的疗效。

化疗药物的副作用有骨髓抑制、胃肠道不良反应、免疫抑制、神经损伤、手足综合征等，远期毒性反应包括致畸和致癌作用，严重者无法耐受化疗，甚至要中断化疗疗程或因毒性过重而缩短生存期，而中医药治疗可防治化疗毒副反应，提高治愈率。中医药治疗方法包括：①消化功能不良：化疗后出现胃脘胀闷、食欲减退、恶心呕吐、顽固呃逆、腹胀或腹泻、便秘，舌苔薄白或厚腻、白腻或黄腻，多属脾胃虚弱，治疗以健脾和胃为法，笔者多用生鸡内金、莱菔子、大腹皮、炒麦芽、焦六神曲、薏苡仁、砂仁等健运脾胃。纳呆、腹痛隐隐但喜温喜按或渴喜热饮者，多属脾胃虚寒，治疗以温阳健脾为法，笔者多用党参、太子参、山药、白扁豆、炒白术、白芍、炙甘草、干姜、桂枝等温补脾胃；患者出现胸闷、两胁胀痛、心下窜痛、呃逆、反酸、嗳气等肝胃不和的表现，治疗以疏肝和胃为法，笔者多用当归、茯苓、白术、木蝴蝶、代代花、炒柴胡等；患者恶心、反酸水或苦水、口干口苦、胃脘灼热感明显多属肝胃郁热，治疗以清胃疏肝为法，笔者多用炒陈皮、半夏、茯苓、竹茹、黄连、吴茱萸等；患者出现畏寒、呕吐清水痰涎、面色苍白、四肢不温等虚寒表现的，治疗以温补肾阳为法，笔者多用甘草、党参、沉香曲、生姜、大枣、干姜、制附片等加减。②正气衰弱，免疫力低下：患者出现全身疲乏、精神不振、心悸气短、失眠盗汗、脱发等气血虚弱者可采用补益气血的方法，笔者多用当归、生黄芪、沙参、生地黄、丹参等；体弱偏虚寒者笔者多用党参、太子参、人参、熟地黄、鸡血藤、阿胶、三七粉、黄精、山药、龙眼肉等。③骨髓抑制：患者主要表现为白细胞下降、血小板减少和贫血等，一般属肝肾亏损，治宜以滋补肝肾为主，笔者常用药物有枸杞子、女贞子、墨旱莲、山茱萸、菟丝子、杜仲等，笔者经常嘱患者艾灸两侧足三里穴，有生血细胞的效果，每次可灸 30 分钟。④肾脏损害：患者表现为尿少、排尿不适，出现蛋白尿、辅助检查示尿素氮及肌酐升高，双下肢水肿甚至全身水肿，舌淡苔白厚，脉沉滑。治以健脾补肾、利水消肿之法，笔者多用太子参、炒白术、茯苓、猪苓、泽泻、薏苡仁、车前子等。⑤心脏损害：患者出现胸闷胸痛、心悸气短，心电图出现 T 波、S-T 段的改变，可出现心力衰竭的表现。治以温阳利水活血之法，笔者多用党参、生黄芪、麦冬、天冬、制附片、川芎、五味子、丹参等。

　　放疗结合中医药治疗：放疗起到对肿瘤局部的控制与杀灭，杀灭癌细胞的同时也损害正常器官组织。放疗同时配合中医药治疗有以下作用：一是可增强放疗效果，有一定增敏作用；二是防治和减轻放疗的毒副反应，放疗过程中常出现发热、口腔溃疡、乏力、食欲不振、腹泻、口咽干燥、局部水肿、糜烂疼痛等，临床上多采用清热解毒和滋阴润燥的中药。笔者多用桔梗、连翘、射干、牛蒡子、黄连等清热解毒药物;多用生地黄、玄参、麦冬、天冬、天花粉、石斛等滋阴润燥的药物。

笔者治疗结直肠癌依据现代药理学研究成果:在治疗结直肠癌方面选择药物不局限于药物本身功效,而是与现代药理学研究成果以及中医辨证论治相结合,采用个体化治疗方法。笔者常用的抗癌解毒中药包括白花蛇舌草、龙葵、半枝莲、半边莲、马齿苋、藤梨根、预知子、夏枯草、浙贝母、山慈菇、生薏苡仁、土茯苓、丹参、莪术等,往往能收到满意疗效。

四、验案举例

案例 1

沈某,女,47 岁,患者在当地医院为"乙状结肠癌",术后 8 个月余,腹胀 1 个月余。2020 年 6 月 1 日初诊。症见:乏力,腹胀,全身疼痛,大便次数多,一日数十次,呈稀水样,肛门疼痛,小便量少,寐不佳,纳呆,舌紫暗有瘀点、苔少,脉细弱。

西医诊断:乙状结肠恶性肿瘤,腹腔积液,肝继发恶性肿瘤,输尿管继发恶性肿瘤,卵巢继发恶性肿瘤,双肾积水。

中医诊断:肠蕈,臌胀(脾肾亏虚,湿毒蕴结)。

治法:温肾健脾,祛湿解毒。

方药:防己黄芪汤合五苓散加减。

生黄芪 30g	防　己 15g	蜜桂枝 9g
茯　苓 20g	猪　苓 30g	泽　泻 15g
炒白术 30g	太子参 15g	山　药 15g
车前草 15g	黑顺片 6g	藤梨根 15g
炒鸡内金 15g	炒山楂 15g	炒麦芽 15g
焦六神曲 15g		

煎服法:7 剂,水煎,分 2 次服,每日 1 剂。

二诊:患者精神状态明显改善,乏力较前改善,大便次数减少,腹胀较前明显减轻,纳改善,寐不佳,舌偏暗有瘀点、苔薄,脉细弱。上方加海金沙 15g,当归 10g,马齿苋 15g,合欢皮 30g,炒酸枣仁 15g,煅龙骨 15g。

此后随症加减,患者正气逐渐恢复,阳虚症状明显改善。四个疗程后患者无腹泻,纳寐佳,乏力明显改善,病情稳定。

讨论:患者诊断"乙状结肠癌"8个月余,腹胀1个月余,伴纳差,寐差,大便频,肛门疼痛,表明患者术后脾胃功能受损,脾肾亏虚,出现纳差,腹胀,脾阳亏虚则进一步致气血亏虚,气虚而又难以推动血行,则血行瘀滞,不通则痛,辨证为脾肾亏虚,湿毒蕴结证。方中黄芪性微温,补气升阳,可行水,行滞通痹,防己祛风、利水消肿,炒白术健脾益气,燥湿利水;三药共奏健脾行水、固表益气之效;太子参益气健脾,山药可补脾养胃,茯苓、猪苓利水渗湿;四药相合既可健运脾胃,又可利湿邪排出,蜜桂枝温通经脉,温阳化气;黑顺片补火助阳,散寒止痛,共温脾肾之阳;海金沙、泽泻、车前草清热利湿;藤梨根、马齿苋清热解毒抗癌;当归补血活血,配伍生黄芪、太子参、炒白术等益气行气之品,推动气血运行,炒鸡内金、炒山楂、炒麦芽、焦六神曲消食健胃;合欢皮、炒酸枣仁、煅龙骨镇静宁心安神,用以对症治疗患者纳呆、寐差之症,全方共奏温肾健脾,化湿解毒之效,可明显改善患者生存质量,提高机体免疫功能。

案例2

计某,男,43岁,2017年3月患者因"便血1周,发现结肠占位3天"于当地医院就诊,查肠镜示:结肠占位伴狭窄;肠镜病理:(脾区)腺癌。排除手术禁忌后于2017年3月30日在全麻下行腹腔镜结肠癌根治术,手术顺利。术后病理:溃疡型中分化腺癌伴淋巴结转移性癌,肿瘤大小4.5cm×3cm,浸润至浆膜外纤维脂肪组织伴癌结节形成。肠周淋巴结1/11枚,横结肠系膜淋巴结1/1,两端切缘阴性。MSH2(+),MSH6(+),MLH1(-),PMS2(-),CDX2(+)。Kras突变,Braf野生型。2017年4月18日—9月22日行化疗,末次化疗结束为2017年10月6日。之后定期复查病情无殊。2018年1月7日在浙江省某医院住院,PET/CT示左侧膈下脓肿引流术后改变,术区肿块影,呈包裹状,考虑良性病变。患者近日无明显诱因下出现腹痛,以左侧为主,有压痛,无反跳痛,伴左肩部放射痛,无明显恶心呕吐,胃纳可,肛门排便排气存在。患者现为求中药辅助治疗来我院就诊。

2020年6月13日初诊。症状:胃脘隐痛,左侧腹痛,乏力,纳寐一般,大便时溏,小便正常,舌暗苔薄白,脉细。

西医诊断:结肠恶性肿瘤。

中医诊断:肠蕈(脾胃亏虚,瘀毒互结)。

治法:益气健脾,化瘀止痛。

方药:参苓白术散加减。

党　参 15g	炒白术 30g	茯　苓 15g
佛　手 10g	红景天 12g	藤梨根 30g
鸡血藤 15g	女贞子 12g	生黄芪 30g
白花蛇舌草 30g	半枝莲 30g	炒白扁豆 15g
大血藤 30g	蒲公英 15g	天　冬 12g
炒薏苡仁 30g	预知子 9g	龙　葵 15g
仙灵脾 18g	醋延胡索 10g	郁　金 10g
枸杞子 12g	丹　参 15g	木蝴蝶 3g
补骨脂 10g	山　药 15g	

煎服法:28 剂,水煎,分 2 次服,每日 1 剂。

二诊:患者诉胃脘及左侧腹部疼痛较前明显缓解,乏力较前改善,大便软,纳可,夜寐欠安,舌暗苔薄白,脉弱。上方改炒薏苡仁为生薏苡仁 15g,加合欢皮 24g,首乌藤 30g。后随症加减,正气逐渐恢复,又加入牛膝、盐杜仲等温补肾阳之品脾肾双补。4 个疗程后患者无腹部疼痛,纳寐佳,乏力明显改善,病情稳定。

讨论:患者"结肠恶性肿瘤"术后,有左侧膈下脓肿引流术病史,故患者出现胃脘隐痛,左侧腹痛,乏力明显,原因在于手术损伤正气,加之脾胃亏虚,纳运失常,舌暗苔薄白,脉细提示患者有瘀血之象,辨为脾胃亏虚,瘀毒互结证。方中党参健脾益气,养血生津;炒白术健脾益气,茯苓、炒薏苡仁健脾利湿,山药补脾养胃,炒白扁豆健脾和胃,红景天补益肺脾、益气活血,七药相伍为经典方剂参苓白术散加减,有顾护脾胃之功;佛手、木蝴蝶、预知子疏肝和胃,理气止痛;鸡血藤活血补血;四药与前药配伍,补益同时又行气行血,使补而不滞;藤梨根、龙葵、白花蛇舌草、半枝莲、大血藤、蒲公英皆为清热利湿,抗癌解毒之品,现代药理学研究表明此有抗癌之效;女贞子、枸杞子滋补肝肾之阴;生黄芪补气升阳,行滞通痹;天冬养阴润燥;仙灵脾、补骨脂温补肾阳;醋延胡索活血止痛,可治一身上下诸痛症;郁金、预知子可行气止痛;丹参活血祛瘀,可通经止痛,全方共奏益气健脾、化瘀止痛之效。本案例通过中药内治法补益脾胃,后期调补脾肾,可明显改善患者临床表现,提高患者的生存质量。

第六节　胰腺癌

一、概述

胰腺癌是指发生于胰头、胰体及胰尾部等外分泌系统的恶性肿瘤,约90%为起源于腺管上皮的导管腺癌,同时也包括壶腹部癌。胰腺癌恶性程度很高,预后差,且胰腺癌患者多数缺乏特异性症状和体征,出现体征时多为进展期或晚期。胰腺癌的发病率和死亡率近年来明显上升,其发病率与社会经济状况、医疗水平、生活环境等因素可能有一定的联系。发病率随年龄增长而稳步发展,30~40岁的人群极少患胰腺癌,60~65岁为本病的高发年龄,70~80岁为发病的高峰期。80%以上的病例发生在60~80岁。我国的胰腺癌患者中,40岁以下占7.1%,40~49岁占15.1%,50~59岁为28.6%,60~69岁占33.6%,70岁以上占15.1%。近年来性别差异已趋稳定,但总体来说男性发病率仍高于女性,通常为1.1∶1~2.5∶1。胰腺癌的发病率在发达国家较高而在发展中国家较低,在瑞典、美国等国家发病率最高,在印度、非洲等国家发病率最低。我国胰腺癌的发病率在地区分布上也存在明显差异。研究表明,东北和华东地区标化发病率高于其他地区,城市高于农村2~4倍。胰腺癌的死亡率也存在地域差异。死亡率较高的主要为北美、欧洲及澳大利亚等地区和国家;死亡率较低的主要为非洲、东南亚、中南亚等地区。日本死亡率较高,与北美和欧洲持平。在中国,胰腺癌的死亡率处于发达国家和发展中国家之间。胰腺癌的病因尚不十分清楚。其发生与吸烟、饮酒、高脂肪和高蛋白饮食、过量饮用咖啡、环境污染及遗传因素有关;近年来的调查报告发现糖尿病人群中胰腺癌的发病率明显高于普通人群;也有人注意到慢性胰腺炎患者与胰腺癌的发病存在一定关系,发现慢性胰腺炎患者发生胰腺癌的比例明显增高;另外还有许多因素与本病的发生有一定关系,如职业、环境、地理因素等。

胰腺癌是一种高度恶性的肿瘤,预后极差,未接受治疗的胰腺癌患者的生存期约4个月,接受旁路手术治疗的患者生存期约7个月,切除手术后患者一般能生存16个月。有国外报道显示,胰腺癌总体1年生存率为8%,5年生存率为3%,中位生存期仅2~3个月。我国的统计资料显示,本病5年生存率仅为5%

左右。早期诊断和早期治疗是提高和改善胰腺癌预后的关键,有资料显示早期彻底根治肿瘤,5 年生存率可>20%。若肿瘤局限于胰头部(≤2cm),施行胰腺全切除术或 Whipple 手术,可有 15%~20% 的 5 年生存率。手术后应用放、化疗等辅助治疗可提高生存率。对手术辅助化疗并加用放疗的患者,其 2 年生存率可达 40%。胰腺癌的转移主要有胰内扩散(早期)、胰周组织及器官浸润、淋巴转移、神经转移,淋巴转移是胰腺癌早期最主要的转移途径。淋巴结转移率与肿瘤大小及胰周浸润程度无直接的关系,约 30% 的小胰腺癌已发生淋巴结转移,少数可发生第 2 站淋巴结转移。目前胰腺癌的治疗非常困难,虽然近年来在手术、放疗、化疗上均有一定进展,但本病预后仍然不良。目前临床上推荐个体化治疗和包括手术、化疗、放疗、生物治疗及最佳对症支持治疗等在内的多学科综合治疗。对于可以手术切除的胰腺癌,积极推荐根治性手术,术后使用辅助化疗提高生存率。

在中医学中,胰腺癌可归结于"伏梁""积证""黄疸""腹痛""膈痛"等范畴。中医学对胰腺的认识包括:李东垣《脾胃论》曰"其脾长一尺,掩太仓"。《十四经发挥》曰"脾广三寸,长五寸,掩乎太仓,附着于脊之第十一椎"。王清任的《医林改错》载"幽门之左寸许,另有一门,名曰津门。津门上有一管,名曰津管,是由胃出精汁水液之道路。津管一物,最难查看,因上有总提遮盖。总提俗名胰子,其体长于贲门之右、幽门之左,正盖津门。总提下前连气府,提小肠,后接提大肠,在胃上,后连肝,肝连脊。此是膈膜以下,总提连贯胃、肝、大小肠之体质"。《卫生宝鉴》曰"心腹积聚,久癥癖块,大如杯碗,黄疸宿食,朝起呕吐,支满上气,时时腹胀,心下坚结,上来抢心,傍攻两胁"。古代对胰腺癌的病因病机认识包括:巢元方的《诸病源候论》提到"癥瘕者,皆由寒温不调,饮食不化,与脏气相搏结所生也"。胰腺癌引起的临床表现有上腹部隐痛不适、黄疸、不明原因的消化不良、腹部可扪及肿块、体重减轻等。

二、中医病因病机

中医学认为胰腺病变与肝、脾、胃密切相关,病因病机分为内因与外因。内因包括先天禀赋不足或后天机体亏虚,正气不足为发病之本,正气虚弱、脏腑功能失调则无以抗邪,以致邪毒结聚,癌毒内生发为本病;外因有湿、热、毒等外邪客侵袭,相互胶结;饮食不节、嗜食肥甘或接触环境毒物、烟酒等损伤脾胃,在正气亏虚的基础上往往加重病情进展或进一步诱发本病,脾胃损伤,运化失司,升降失常,故生湿热内生,热毒结聚,痰湿难消,日久形成肿块;情志抑郁,气机失调,肝脾失和而致气滞血停也导致了癥瘕积聚。

　　现代研究表明,胰腺癌的发生与吸烟、饮酒等不良生活习惯,高脂肪和高蛋白饮食、过量饮用咖啡等饮食习惯、环境污染及遗传因素有密切关联。笔者认为胰腺癌病因病机多以正气亏虚为本,发病与饮食失节、情志不遂、感受外邪等因素有关,与脾、胃、肝等脏腑密切相关,机体正气虚弱,脏腑功能失调,气血运行失常,则导致气滞血瘀、湿毒、热毒、痰湿结聚。饮食不节则损伤脾胃,脾胃化生气血,主运化,生成水谷精微,脾失健运则水谷精微难以运送到全身,难以营养形体官窍,湿邪困阻,郁久而化热,凝结为痰,痰热内生积于脏腑,发为肿块;湿热、寒湿等外邪内侵,化生痰湿、热毒,聚而成癥瘕积聚;患者素体亏虚、脏腑虚损为发病的基础,更易导致气滞、热毒、血瘀、痰湿等病理因素停滞于相关脏腑而发为癌病。

三、治疗

　　笔者认为胰腺癌以脏腑虚损、气血不足为疾病之本,脏腑虚损尤以脾、肝两脏为主,机体正气虚弱无以抗邪,邪毒结聚,致局部气血不畅,气滞湿停,血行瘀滞则癌毒容易积聚,久而发为本病。故治疗上应以扶正祛邪为基本原则,扶正适用于以正气亏虚为主的肿瘤患者,正气充盛则可祛邪外出,抵御外邪侵入,扶正包括补益气血、温补脾肾、益气养阴、调和肝脾等治疗方法;祛邪适用于以邪气壅盛为主的肿瘤患者,运用清热解毒、活血化瘀、化痰祛湿、软坚散结、以毒攻毒等治疗方法祛除病邪,控制癌病,以达到邪去正复的目的。在疾病过程中,正气与邪气往往处于相互消长的状态,因此,应把"扶正"与"祛邪"辩证地结合起来,采取扶助正气为主或以祛除邪气为主,或先攻后补或先补后攻,或攻补兼施的方法治疗胰腺癌。治疗的关键在于扶助正气,调理肝脾,同时根据患者的症状与体征分别用健脾益气、清热祛湿、益气养阴、祛瘀解毒、以毒攻毒等治法。胰腺癌的中医基本证型包括脾虚湿滞、湿热蕴结、气滞血瘀、气阴两虚等。

　　胰腺癌的临床表现取决于发病部位、梗阻情况、胰腺被破坏的程度及转移部位,多数胰腺癌患者症状缺乏特异性,有腹痛或不适、黄疸、发热、腰背痛、恶心呕吐、腹胀、消瘦、乏力、纳差、扪及肿块等。多属本虚标实,在辨证时,要辨脏腑、虚实、阴阳、气血等方面。胰腺癌早期不易发现,多数患者发现时已经丧失最佳手术时机,肿瘤中期,治疗可攻补兼施,肿瘤后期及放、化疗期间,正气大虚,治疗则以扶正为主,患者术后肿瘤虽然已经去除,但是机体的正气受到了极大损伤,多表现为气血两虚,气阴亏虚,脏腑虚损等。在放疗化疗及药物治疗时,攻邪抗癌治疗方法,对机体同样造成了很大的损伤,因此在此期间配合中医药治疗与调理,不仅可以减轻放疗、化疗的毒副反应,而且可以加强和保护机体的抗病力,提高机体免疫功能增强治疗效果。肿瘤后期邪气入里,正气大虚,治疗则以扶正为主,目的是减轻患者痛苦,提高患者生存质量。笔者多用白花蛇舌草、龙葵、半枝莲、栀子、蒲公英等清热解毒;多用柴胡、预知子、砂仁、木香等疏肝理气,多用夏枯草、鳖甲、浙贝母等软坚散结,多用生薏苡仁、泽泻、茯苓、茵陈等清热祛湿;多用丹参、三棱、莪术等活血化瘀;肿瘤后期及放、化疗期间,治疗则以扶正为主,笔者多用黄芪、太子参、白术、山药补脾益气;多用枸杞子、女贞子、墨旱莲、黄精等补肝肾之阴。

胰腺癌的辨证论治:如患者出现脘腹胀闷疼痛,口苦纳少,身目俱黄,大便秘结或溏薄,小便发黄,消瘦乏力,舌质红,舌苔黄腻,脉滑数的表现,则多为湿热蕴结,肝胆失于疏泄,笔者多以茵陈、薏苡仁、黄芩、栀子、黄连清利湿热,利胆退黄;以柴胡、郁金、预知子、枳壳等疏肝理气,再配以白花蛇舌草、龙葵、夏枯草等解毒散结;如患者出现腹胀,恶心纳呆,乏力消瘦,下肢浮肿或有腹水,或有身目发黄、色泽暗淡,舌淡、边有齿印、苔白腻,脉濡、滑等表现,多为脾虚湿滞之象,笔者多以党参、白术、茯苓、黄芪健脾益气,以苍术、厚朴、泽泻、金钱草等利湿去浊;如患者出现腹痛腹胀,呈持续发作,痛处固定,痛连腰背,或腹部可扪及包块,舌暗红或青紫,有瘀斑或舌下脉络迂曲怒张、脉细涩的表现,多为气滞血瘀证,笔者多用当归、川芎、赤芍、丹参、预知子等行气止痛,用莪术、丹参、浙贝母、白花蛇舌草等化瘀散结;如患者出现持续低热、腹部闷痛或隐痛、消瘦神疲、口干、失眠、大便干、舌红少苔、脉细数的表现,则为气阴两虚之象,笔者多用北沙参、麦冬、天冬、知母等养阴生津,黄芪、白术等益气扶正。

胰腺癌的随证加减:胰腺癌患者出现腹痛较剧者可加延胡索、川楝子、莪术等止痛;恶心呕吐较重者加竹茹、姜半夏等和胃止呕;发热体温较高者加黄芩、知母、石膏等除热;体虚明显、贫血者加人参、熟地黄益气养血;食欲不振者加鸡内金、炒麦芽、焦山楂健脾消食;夜寐欠安者可加酸枣仁、首乌藤、合欢皮等宁心安神;伴黄疸者加茵陈、黄芩、栀子、虎杖等利湿退黄;便溏者炒白术加量,加干姜、白扁豆等健脾固涩;胸腹满胀,出现恶性胸腹腔积液者可加车前子、葶苈子、泽泻、瓜蒌皮、大腹皮等逐水退肿。

胰腺癌的心理调节:胰腺癌确诊大多已经为晚期,预后较差,生存期短,许多胰腺癌患者被告知自己患病后往往产生较重的心理压力与负面情绪,常会有孤独感、累赘感、生命无意义感、愤怒等负面情感,长期被这种情感支配导致有些患者会选择极端的方式结束生命或者消极对待治疗。临床上普遍认为，心理状态是影响患者生活质量的重要因素，而七情在中医中也被认为是病因的一种，许多患者心理承受能力较差，得知自己患病就失去了治疗的信心，若能及时调整患者的情绪、增强患者抗癌的决心，这对于整体预后有不可小觑的帮助。心理调节一定程度上能提高患者的依从性，使其建立战胜疾病的信心，有利于增强治疗效果，从而提高生活质量。

笔者治疗胰腺癌依据现代药理学研究成果：在治疗结直肠癌方面选择药物不局限于药物本身功效，而是与现代药理学研究成果以及中医辨证论治相结合，采用个体化治疗方法。笔者常用的抗癌解毒中药包括白花蛇舌草、龙葵、半枝莲、蒲公英、预知子、夏枯草、鳖甲、浙贝母、生薏苡仁、茵陈、丹参、莪术等攻毒抗癌，往往疗效显著。

四、验案举例

案例1

盛某，男，68 岁，胰腺癌术后 1 个月余，腹胀，神疲乏力，精神不振，消瘦，无法耐受放、化疗。

2019 年 12 月 16 日初诊。症见：面色黧黑，乏力，消瘦，中上腹胀闷不适，纳差，寐差，舌暗红苔少，脉沉细。

西医诊断：胰腺癌。

中医诊断：伏梁（气阴两虚，瘀毒互结）。

治法：益气养阴，顾护脾胃。

方药：玉屏风散加减。

生黄芪 30g	炒白术 15g	红景天 16g
天　冬 15g	麦　冬 15g	黄　精 15g
佛　手 9g	枳　壳 9g	大腹皮 12g
生薏苡仁 30g	生鸡内金 15g	焦六神曲 15g
炒麦芽 15g	山楂炭 15g	女贞子 15g
合欢花 10g	郁　金 10g	仙鹤草 15g
墨旱莲 15g	枸杞子 15g	牛　膝 15g

煎服法：7 剂，水煎，分 2 次服，每日 1 剂。

二诊：患者精神状态较前改善，乏力减轻，继予上方 7 剂。

此后随症加减,正气逐渐恢复,患者体重渐增,精神状态明显好转。四个疗程后患者无腹胀乏力,纳寐可,病情稳定。

讨论:患者胰腺癌术后1个月,正气已亏,神疲乏力,消瘦,脾胃功能受损,纳运失调,则出现气虚表现,故见中上腹胀闷不适,纳差,寐差,舌暗红苔少,脉沉细,辨证为气阴两虚,瘀毒互结证。方中生黄芪补气升阳;炒白术健脾利湿;红景天补益脾肾,活血化瘀;天冬、麦冬养阴生津;黄精补益脾肾,补气养阴;枸杞子、墨旱莲、女贞子三药可滋补肝肾之阴;佛手疏肝理气,和胃止痛;枳壳理气宽中,行滞消胀;大腹皮行气宽中兼利湿,三药行气兼利水;山楂炭、生鸡内金、焦六神曲、炒麦芽四药可消食健胃兼以活血化瘀;合欢花解郁安神;郁金行气解郁,活血止痛;仙鹤草收敛止血,解毒补虚;牛膝有补益肝肾、引火下行之功。全方共奏益气养阴、顾护脾胃之效。本案例通过中药内治法补气养阴,可明显改善患者临床症状,提高患者的生存质量。

案例2

曾某,女,48岁,胰腺癌术后2个月余,未行化疗,术后患者出现腹泻及肠鸣,每日7~8次,解稀便或不成形便,乏力、腹胀,畏寒肢冷,无腹痛血便,无恶心呕吐、胸闷心悸等不适。

2020年8月22日初诊。症见:消瘦,乏力,中上腹胀,纳一般,寐一般,舌暗淡苔薄,脉弦细。

西医诊断:胰腺癌。

中医诊断:伏梁(脾肾阳虚,瘀毒内结)。

治法:温补脾肾,养血攻毒。

方药:玉屏风散合四君子汤加减。

生黄芪 15g	炒白术 12g	防　风 6g
红景天 10g	鸡血藤 15g	陈　皮 9g
太子参 15g	茯　苓 15g	盐补骨脂 10g
黑顺片 12g	诃　子 10g	鹿角霜 12g
干　姜 9g	龙　葵 15g	半枝莲 30g
当　归 12g	预知子 9g	

煎服法:14剂,水煎,分2次服,每日1剂。

二诊:患者乏力改善,畏寒减轻,偶有腹胀,腹泻仍存但较前缓解,解稀便居多,少量不成形便,上方加预知子9g、郁金9g、大腹皮10g。

此后随症加减,正气逐渐恢复。4个疗程后患者无腹痛腹胀,纳寐可,乏力明显改善,病情稳定。

讨论:患者胰腺癌术后2个月,术后出现腹泻、腹胀、乏力,表明术后脾胃功能受到损伤,气血虚弱,导致运化失司,失于固摄;患者畏寒肢冷,解稀便,舌暗淡苔薄,脉弦细,辨证为脾肾阳虚,瘀毒内结证。方中生黄芪益气升阳举陷,炒白术健运脾胃兼利湿,防风祛风胜湿,红景天补益肺脾、益气养血,四药相合为经典方剂玉屏风散加减,有补气固表兼养血之功;太子参平补中焦,陈皮健脾燥湿,茯苓健脾利水,三药相伍可健脾祛湿,补益中焦的同时祛除湿邪,鸡血藤、当归活血行血,预知子疏肝和胃,理气止痛,补骨脂、黑顺片、干姜补益脾肾,温阳止泻,诃子收涩止泻,补骨脂、鹿角霜长于温肾阳,多药相合恰对患者术后阳气虚弱,畏寒肢冷之证,方中含清热解毒攻毒之龙葵,清热利湿之半枝莲既可制约温阳药之燥性,防温燥伤阴,又有攻毒抗癌之效。患者二诊时腹泻肠鸣仍存,偶有腹胀,故加大炒白术用量,健脾利湿之效增,加郁金行气活血止痛;加大腹皮利水行气消胀。全方共奏温补脾肾、养血攻毒之效。本案例通过中药内治法温补脾肾,可明显改善患者临床症状,提高患者的生存质量。

第五章

针灸外治法在脾胃病中的运用心得

砭石、针、艾、药是中医治疗疾病的四大法宝,砭石的记载最早见于《山海经》,后来演变为九针,《灵枢·官针》篇详细描述了"九针"及其治疗范围,《灵枢》经论述针灸最多,又称为《针经》,其中《灵枢·官能》篇曰:"针所不为,灸之所宜。"古有"良丁不废外治"之说。陈卫建教授在临床多采用药物口服联合中医外治法,不仅提高了疗效,在急症方面还可以收到立竿见影的效果,在治疗脾胃病方面取得了独特效果,有显著优势。陈卫建教授在胃脘痛、泄泻、痞满等疾病方面积累了丰富的中医外治法经验,目前临床众多医家用中药治疗脾胃病医案多见,用中医外治法者罕见,故将陈卫建教授外治法经验收录于此,以便临床医生参考使用。本章节以传统中医理论为基础,着重介绍陈卫建教授治疗脾胃病症的中医外治方法经验,如针刺、刺血拔罐、火针、艾灸等,并附典型临床医案。

第一节　胃　痛

胃痛,又称胃脘痛,是以上腹胃脘近心窝处疼痛为主症的病证。古人又称"心痛""心下痛"等。

【病因病机】

其发生常与寒邪客胃、饮食伤胃、肝气犯胃和脾胃虚弱等因素有关。本病病位在胃,与肝、脾密切相关。基本病机是胃气失和、胃络不通或胃失温养。

【辨证治疗】

一、实证

1. 寒邪客胃

症状:上腹胃脘部暴痛,甚则拘急作痛,得温痛减,遇寒痛增,喜热饮,或伴恶寒,苔薄白,脉弦紧。

治法:温胃散寒,理气止痛。

选穴:中脘、内关(双侧)、公孙(双侧)、合谷(双侧)、太冲(双侧)。

治疗手法:内关直刺0.5~1寸,公孙直刺0.6~1.2寸,中脘直刺0.5~1寸,行平补平泻法,留针20分钟,留针期间行针2~3次,结束后艾条雀啄灸15~30分钟,以局部皮肤潮红为度;不缓解者配合合谷、太冲,均直刺0.5~1寸,泻法,留针20分钟,留针期间行针2~3次。或火针针刺上脘、中脘、下脘,不留针。

疗程：每日针刺 1 次,7 日为 1 疗程。若用火针则每周 1 次。10 次为 1 疗程。

方解：胃之募穴中脘灸之可温中散寒,梳理气机。内关是手厥阴心包经的络穴,通阴维脉,手厥阴经下膈历络三焦,阴维脉主一身之里,故有通调上、中焦气机作用。公孙乃足太阴之络穴,为冲脉足太阴之会,是八脉交会的要穴,可补脾和胃,通调经脉,运化脾经之气。配合多气多血之手阳明、少气多血之足厥阴之原穴——合谷、太冲,一升一降,阴阳经相配、气血、阴阳、脏腑同调。

2. 饮食伤胃

症状：暴饮暴食后,胃脘疼痛,胀满不消,疼痛拒按,嗳腐吞酸,得呕吐或矢气及便后稍舒,大便不爽,舌苔厚腻,脉滑。

治法：消食导滞,和胃止痛。

选穴：下脘、天枢(双侧)、漏谷(双侧)、梁门(双侧)。

治疗手法：①下脘直刺 0.5~1 寸平补平泻,梁门直刺 0.8~1.2 寸,天枢直刺 1~1.5 寸,漏谷直刺 1~1.5 寸;以上穴位均采用毫针泻法,留针 15~20 分钟,留针期间行针 2~3 次。②脾俞、胃俞刮痧或者拔罐 10~15 分钟,暴露患者背部,将刮痧、拔罐部位清洁消毒,均匀涂上刮痧油,手持刮痧工具轻轻向下顺刮或从内向外反复刮动,逐渐加重,注意沿同一方向刮,力量要均匀,采用腕力,一般刮 10~20 次,以出现紫红色斑点或斑块为度。

疗程：每日针刺 1 次,7 日为 1 疗程。刮痧、拔罐 3~5 日一次。

方解：下脘位于任脉之上,连通脾经与任脉,健脾和胃,可治疗食谷不化,脘腹满痛;天枢为大肠募穴,调和肠胃气机、调理脾胃;梁门为足阳明胃经郄穴,有和胃理气、健脾调中、消食导滞的作用;漏谷为脾经络穴,沉降脾经浊重之物,可治腹胀、肠鸣。针刺以上穴位,有消食导滞、和胃止痛之效。

3. 肝气犯胃

症状：胃脘胀痛连胁,胸闷嗳气,喜长叹息,大便不畅,遇烦恼郁怒则痛作或痛甚,苔薄白,脉弦。

治法：疏肝理气,和胃止痛。

选穴：中脘、合谷(双侧)、太冲(双侧)、期门(双侧)。

治疗手法：①中脘直刺 0.5~1 寸,合谷直刺 0.5~1 寸,太冲直刺 0.5~0.8 寸,期门斜刺 0.5~0.8 寸,以上穴位均用毫针泻法,留针 15~20 分钟,留针期间行针 2~3 次;②肝俞、胆俞、脾俞、胃俞刮痧或拔罐 10~15 分钟。

疗程：每日针刺 1 次,7 日为 1 疗程。刮痧 3~7 次为 1 疗程,3~5 日一次。

方解:中脘、合谷、太冲见前文;期门为肝之募穴,亦为足太阴、厥阴,阴维之会,针刺期门可疏肝健脾、理气活血止痛。诸穴相配,有疏肝理气、和胃止痛之功。

4. 肝胃郁热

症状:胃脘灼痛,喜冷恶热,心烦易怒,反酸嘈杂,口干口苦,舌红少苔,脉弦数。

治法:疏肝理气,泄热和中。

选穴:中脘、内庭(双侧)、合谷(双侧)、行间(双侧)、足窍阴(双侧)、厉兑(双侧)。

刺灸方法:①中脘直刺 0.5~1 寸,内庭斜刺 0.5~0.8 寸,合谷直刺 0.5~1 寸,行间斜刺 0.5~1 寸,以上穴位均用毫针泻法,留针 15~20 分钟,留针期间中脘、合谷行针 2~3 次。②足窍阴、厉兑三棱针点刺放血,每周 1 次。在足窍阴穴、厉兑穴部位上下推按,使血液聚集穴部,经消毒后,左手拇、示、中三指夹紧施术部位,右手持三棱针对准穴位迅速刺入 3mm 左右,立即出针,轻轻按压针孔周围,使少许出血,然后用消毒干棉球按压针孔。

疗程:每日针刺 1 次,7 日为 1 疗程。三棱针每日或隔日治疗 1 次,1~3 次为 1 疗程,出血量多者,每周 1~2 次,一般每次出血量以 15 滴左右为宜。

方解:中脘、合谷见前文,内庭、行间为足阳明经及足厥阴经荥穴,"荥主身热",可泻肝胃邪热,足厥阴肝经与足少阳胆经互为表里,另取胆经井穴足窍阴,该穴五行属金,泄热开窍,胃经井穴厉兑点刺放血,清泄胃经火热。各穴位针刺与放血相配合,共奏疏肝理气、泄热和中之效。

5. 气滞血瘀

症状:胃痛如刺,痛有定处,或见吐血、黑便,舌质紫暗或有瘀斑,脉涩。

治法:活血化瘀,理气止痛。

选穴:中脘、合谷(双侧)、太冲(双侧)、膈俞、血海(双侧)。

治疗手法:①中脘直刺 0.5~1 寸,合谷直刺 0.5~1 寸,太冲直刺 0.5~0.8 寸,膈俞斜刺 0.5~0.8 寸,血海直刺 1~1.5 寸;以上穴位均用毫针平补平泻,留针 15~20 分钟,留针期间行针 2~3 次。②膈俞穴刺血拔罐后艾灸 15~30 分钟。

疗程:每日针刺 1 次,7 日为 1 疗程。刺血拔罐隔日治疗 1 次,1~3 次为 1 疗程。

方解:中脘、合谷、太冲见前文;膈俞为八会穴之血会,针刺膈俞可活血化瘀；血海穴为脾经所生之血聚集之处，有化血为气、运化脾血之效。配合使用，可活血化瘀，理气止痛。

二、虚证

1. 脾胃虚寒

症状：胃脘隐痛，喜温喜按，泛吐清水，神疲乏力，手足不温，大便溏薄，舌淡苔白，脉虚弱或迟缓。

治法：温中健脾，和胃止痛。

选穴：中脘、足三里（双侧）、关元、脾俞（双侧）、胃俞（双侧）。

治疗手法：①中脘直刺 0.5~1 寸，足三里直刺 1~2 寸，关元直刺 1~1.5 寸，胃俞斜刺 0.5~0.8 寸，脾俞斜刺 0.5~0.8 寸。以上穴位均行补法，留针 20 分钟，留针期间行针 2~3 次。或用细火针点刺。②艾灸：中脘、足三里、关元、胃俞、脾俞针灸后施雀啄手法 30 分钟，以皮肤红晕为度。③细火针治疗：脾俞、胃俞、足三里、关元穴、中脘穴部位消毒；点燃酒精灯，将中粗火针的针根沿针体到针尖连续移动烧红，施术前对针体消毒；将火针放在酒精灯上烧红快速并且准确地刺入穴位，火针迅速刺入后立即拔出。

疗程：隔日针刺 1 次，7 次为 1 疗程。若用火针则每周 3 次。7 次为 1 疗程。

方解：中脘见前文；胃之下合穴足三里梳理气机以止痛。关元穴属任脉，为足三阴、任脉之会，亦为小肠募穴，有培元固本、温胃健脾、补益下焦的作用。脾俞是脾的背俞穴，有健脾化湿等作用。胃俞是胃的背俞穴，具有和胃健脾、理气止痛的功效。诸穴相配，共奏温中健脾、和胃止痛之功。

2. 胃阴不足

症状：胃脘灼热隐痛，似饥而不欲食，口燥咽干，大便干结，舌红少津或光剥无苔，脉细数。

治法：养阴益胃，和中止痛。

选穴：足三里（双侧）、中脘、脾俞（双侧）、胃俞（双侧）、三阴交（双侧）。

治疗手法：①足三里直刺 1~2 寸，中脘直刺 0.5~1 寸，胃俞斜刺 0.5~0.8 寸，脾俞斜刺 0.5~0.8 寸，三阴交直刺 1~1.5 寸；以上穴位均用毫针平补平泻，每次留针 15~30 分钟。②三阴交每日艾灸 15~30 分钟。

疗程：隔日针刺 1 次，7 日为 1 疗程。艾灸每日 1 次，10 次为 1 疗程。

方解：中脘、足三里、脾俞、胃俞见前文；三阴交为足太阴脾经、足厥阴肝经、足少阴肾经三经之交会穴，有健脾理血、益肾平肝的作用。配合使用有养阴益胃、和中止痛之效。

【其他疗法】

1. **穴位注射** 中脘、足三里、脾俞、胃俞、肝俞。每次选 2 穴,可辨证选择黄芪注射液、丹参注射液、生脉注射液穴位注射,每穴注入 0.5~1ml,隔日一次。

2. **耳针法** 脾、胃、肝、神门、交感、十二指肠耳穴区域埋针或压豆。

3. **中药外敷** 肉桂、丁香、小茴香、吴茱萸、延胡索、香附各等份,磨细粉后酒调取适量敷脐,每日 1 次,每次外敷 4~6 小时,适用于脾胃虚寒之胃痛。

【注意事项】

1. 治疗期间忌食甜腻、生冷、辛辣之物;禁烟、酒;调畅情志,适度锻炼。

2. 对实热证、阴虚发热,一般不宜行灸疗;孕妇的腹部不宜施灸。

3. 局部皮肤有外伤及溃疡者、活动性出血者不宜用针灸。

【医案】

案例 1

患者倪某,女,45 岁,患者 2018 年初出现胃脘部刺痛不适,时有加重,于外院行胃镜检查示:慢性萎缩性胃炎伴中度肠化。予奥美拉唑及 PPI 抑制剂等治疗 1 年余,治疗期间胃脘部疼痛时好时坏,疗效不明显。

2019 年 6 月 17 日初诊。症见:胃脘间断性刺痛,伴乏力,口干口苦,偶有恶心呕吐,食后加剧,平素急躁,偶有胸闷嗳气,纳、眠差,小便正常,大便干,舌质暗淡,边有瘀点,舌下络脉青紫,苔黄腻,脉弦。患者半年前有脑出血病史,嘴唇及右侧太阳穴处可见血管瘤。

西医诊断:慢性萎缩性胃炎。

中医诊断:胃脘痛(气滞血瘀)。

治法:疏肝理气,健脾祛湿,化瘀止痛。

方药:四君子汤和柴胡疏肝散加减。

炒柴胡 6g	生白芍 12g	佛 手 9g
北沙参 15g	炒白术 12g	仙鹤草 15g
山 药 15g	丹 参 15g	炒陈皮 12g
麦 冬 15g	石见穿 20g	百 合 15g
木蝴蝶 3g	炒酸枣仁 15g	焦六神曲 15g
土茯苓 15g	炒海螵蛸 15g	白花蛇舌草 15g

煎服法:14 剂,每日 1 剂,水煎,分 2 次温服。

外治：①以上中药药渣煎煮后足浴 30 分钟，每日 1 次。②每周 3 次针刺中脘、合谷、太冲、膈俞、血海，每日艾灸中脘 30 分钟。

二诊：患者诉胃痛、口干口苦、恶心呕吐均较前明显好转，纳、眠一般，大小便正常，舌质暗，边瘀点较前减少，舌下络脉青紫，苔腻，脉弦。上方柴胡加至 9g，炒白术、生白芍加至 15g。

此后随症加减并坚持使用中医外治法。6 个月后患者复查胃镜示：慢性非萎缩性胃炎。

讨论：患者长期情志不畅，饮食不节，脾胃渐损。一方面，脾胃的受纳运化和中焦气机的升降有赖肝之疏泄，患者情志不遂，肝郁气滞，横逆犯胃，以致胃气失和。另一方面，胃气阻滞，气机不畅，气滞血瘀，瘀血阻滞胃络，即发为胃痛。方中柴胡、佛手、木蝴蝶疏肝理气；北沙参、麦冬滋阴养胃；山药、白术益气健脾；石见穿、土茯苓、白花蛇舌草、丹参利湿祛瘀散结；酸枣仁、百合养心安神。通过本案例可以看出，气滞血瘀所致慢性萎缩性胃炎者，在治疗上用疏肝理气、健脾祛湿、化瘀止痛法可取得较好的疗效。配合中药足浴，利用皮肤吸收、渗透，改善代谢，强化机体功能。中脘穴位于任脉，为胃经募穴、八会穴之腑会，亦为手太阳、手少阳、足阳明及任脉之会，对消化系统疾病如腹胀、腹泻、腹痛等疗效甚优。合谷、太冲，两穴一阴一阳，一升一降，开四关以通气血阴阳。血会膈俞，膈膜中的气血物质由本穴外输膀胱经，可治疗胃气上逆。血海穴为脾经所生之血的聚集之处，是生血和活血化瘀的要穴。针刺及艾灸以上穴位，可健脾祛湿，活血理气。

案例 2

患者金某，男，62 岁。患者诉 1 个月前感进食后胃脘部胀痛不适，2019 年 6 月 11 日于外院查胃镜示：慢性萎缩性胃炎伴糜烂（胃角、胃窦）。病理结果：胃角慢性中度萎缩性胃炎伴重度肠化及淋巴细胞聚集。HP（−）。患者服用抑酸剂等西药效果不明显，遂来陈教授门诊求诊。

2019 年 7 月 11 日初诊。症见：胃脘部时有隐痛，神疲乏力，食少，喜温喜按，劳累或进食后疼痛发作或加重，大便溏薄，舌淡苔白，脉沉缓。

西医诊断：慢性萎缩性胃炎。

中医诊断：胃脘痛（脾胃虚弱）。

治法：健脾和胃。

方药：四君子汤加减。

太子参 15g	炒白术 15g	茯　苓 12g
生黄芪 15g	仙鹤草 15g	蒲公英 15g
石见穿 15g	山　药 30g	预知子 9g
土茯苓 15g	石见穿 20g	百　合 15g
薏苡仁 15g	生鸡内金 12g	焦六神曲 15g
白花蛇舌草 15g		

煎服法：14 剂，每日 1 剂，水煎，分 2 次温服。

外治：①针刺足三里、中脘、胃俞、脾俞、关元，隔日 1 次，每次留针 30 分钟。②隔姜灸中脘、脾俞、胃俞，每次 30 分钟，每日 1 次。

二诊：患者诉胃脘部隐痛较前好转，大便软，微成形。舌淡苔薄白，脉沉缓。上方加入石见穿、土茯苓、白花蛇舌草活血祛瘀，散结止痛。

随症加减 3 个疗程后，患者胃脘部隐痛完全消失，偶有腹胀，予健脾理气诸药加减，6 个月后，患者胃镜复查提示已转为慢性浅表性胃炎。

讨论：脾与胃相表里，同居中焦，共奏受纳运化水谷之功。脾气主升，胃气主降，胃之受纳腐熟赖脾之运化升清，所以胃病常累及于脾，脾病常累及于胃。若劳倦过度，饮食所伤，则会引起脾胃虚弱，发生胃脘部隐痛。方中太子参益气健脾，生津养胃；黄芪、炒白术健脾燥湿，加强益气助运之力；茯苓甘淡，健脾渗湿，苓术相配，共奏健脾祛湿之功；山药健脾益肾；仙鹤草、蒲公英、石见穿、土茯苓、白花蛇舌草祛瘀散结；鸡内金，六神曲健脾助运，消食理气。诸药合用，有健脾和胃、理气止痛之效。配以中医针刺及艾灸外治之法，针刺足三里、中脘、胃俞、脾俞、关元等穴位。中脘、关元位于任脉之上，位于腹部，穴位所在，主治所及；胃俞、脾俞为胃、脾之背俞穴，可治疗胃脘痛、呕吐、腹胀、肠鸣等脾胃疾患；足三里为足阳明胃经合穴，可燥化脾湿，生发胃气。另隔姜灸中脘、脾俞、胃俞，均有温胃健脾之效。

案例 3

陈某，男，66 岁。患者胃恶性肿瘤切除术后 3 年，1 个月前晚饭后出现胃脘部胀痛，消化不良，纳食一般，睡眠差，大便软烂。自行服用西药多潘立酮片（吗丁啉）及中成药胃复春片半月余，胀痛稍有好转，大便软烂不成形。

2018 年 11 月 26 日初诊。症见：胃脘部胀满疼痛，伴呃逆，消化不良，口黏腻，纳食尚可，睡眠差，大便软烂。舌红苔白厚，脉沉细。

西医诊断：胃恶性肿瘤。

中医诊断：胃脘痛（脾虚湿滞）。

治法：理气健脾祛湿。

方药：参苓白术散加减。

太子参 15g	炒白术 12g	旋覆花 12g
炒苍术 12g	姜厚朴 9g	仙鹤草 12g
石见穿 15g	蒲公英 15g	炒陈皮 12g
土茯苓 15g	炒麦芽 15g	焦六神曲 15g
代代花 12g	炒莱菔子 15g	白花蛇舌草 15g
茯　苓 12g	预知子 9g	生黄芪 15g
郁　金 10g	合欢花 10g	首乌藤 30g
莪　术 10g	炒防风 9g	

煎服法：14 剂，每日 1 剂，水煎，分 2 次温服。

外治：①中药足浴，每日药渣煎煮足浴。每日 1 次，每次 30 分钟。②针刺足三里、中脘、阴陵泉、地机、关元，留针 30 分钟。每周 3 次。

二诊：患者诉胃胀痛大减，未作呃逆，余症皆缓。以上方加姜厚朴 9g、半夏 12g，14 剂。

三诊：患者诉胃胀痛消失，无明显不适。

讨论：脾胃虚弱，运化失常，则生痰湿，痰湿阻滞，水湿不化，酿生痰浊，痰气交阻于胃脘，阻滞气机，以致胃气阻滞，不通则痛。方中黄芪、白术、茯苓补气健脾，山药、苍术补脾渗湿；旋覆花、代赭石、代代花、莱菔子降逆胃气止呃；合欢花、首乌藤理气安神；辅以祛瘀散结等诸药，共成健脾益气、和胃渗湿之功。配合中药足浴及针刺之法，穴位除足三里、中脘、关元温中健脾之外，另取足太阴脾经合穴阴陵泉、郄穴地机，取两者渗散脾土水湿之效。诸穴合用，健脾祛湿之功益甚。

第二节　腹　痛

腹痛是指以胃脘以下、耻骨毛际以上部位发生疼痛为主要表现的一种病证。

【病因病机】

本病发生常与感受外邪、饮食所伤、情志失调、素体阳虚等因素有关。本病病位在腹,与肝、胆、脾、肾、膀胱、大肠、小肠等多个脏腑有关。基本病机是腹部脏腑经脉气机阻滞不通,或脏腑经脉失养。

【辨证治疗】

一、实证

1. 寒邪内阻

症状:腹痛暴急,喜温怕冷,腹胀肠鸣,四肢欠温,口不渴,小便清长,舌淡,苔白腻,脉沉紧。

治法:温里散寒,理气止痛。

选穴:足三里(双侧)、天枢(双侧)、关元、肾俞(双侧)、命门。

治疗手法:①足三里直刺 1~2 寸,天枢直刺 1~1.5 寸,关元直刺 1~1.5 寸,肾俞直刺 0.5~1 寸,命门直刺 0.5~1 寸;以上穴位均用毫针平补平泻法,留针 20 分钟,留针期间行针 2~3 次;或用火针不留针。②针刺后隔姜灸关元、肾俞、命门,每次 15~30 分钟。

疗程:每日针刺 1 次,7 日为 1 疗程。若用火针则每周 3 次,10 次为 1 疗程。

方解:足三里为胃之下合穴,可疏理气机,和中止痛。天枢穴为大肠募穴,有理气止痛、活血散瘀之效。关元穴属任脉,为足三阴、任脉之会,亦为小肠募穴,有培元固本、温中止痛的作用。肾俞为肾的背俞穴,肾脏的寒湿水气由此外输膀胱经,命门属督脉,位于腰部,腰为肾之府,艾灸肾俞及命名可温肾助阳,散寒止痛。针刺与艾灸诸穴,可温里散寒,理气止痛。

2. 湿热壅滞

症状:腹痛拒按,胀满不舒,大便秘结或溏滞不爽,烦渴引饮,汗出,小便短赤,舌红,苔黄燥或黄腻,脉滑数。

治法:泄热通腑,行气导滞。

选穴:足三里(双侧)、天枢(双侧)、丰隆(双侧)、内庭(双侧)。

治疗手法:①足三里直刺 1~2 寸,天枢直刺 1~1.5 寸,丰隆直刺 1~1.5 寸,内庭斜刺 0.5~0.8 寸,以上穴位均用毫针泻法,留针 20 分钟,留针期间行针 2~3 次;②脾俞、胃俞、肝俞、胆俞拔罐(闪罐)或刮痧。

疗程:每日针刺 1 次,7 日为 1 疗程。拔罐、刮痧 7 次为 1 疗程,3~5 日一次。

方解:足三里、天枢穴见前文;丰隆为足阳明胃经络穴,可沉降胃经浊气,联合足阳明经荥穴内庭,可清泄胃经湿热。配合使用,可泄腑通热,行气导滞。

3. 饮食积滞

症状:脘腹胀满,疼痛拒按,嗳腐吞酸,痛而欲泻,泻后痛减,粪便奇臭,或大便秘结,舌苔厚腻,脉滑。

治法:消食导滞,理气止痛。

选穴:中脘、天枢(双侧)、漏谷(双侧)、足三里(双侧)。

治疗手法:①中脘直刺 0.5~1 寸,足天枢直刺 1~1.5 寸,漏谷直刺 1~1.5 寸,足三里直刺 1~2 寸,以上穴位均用毫针平补平泻法,留针 20 分钟,留针期间行针 2~3 次;②肝俞、胆俞、脾俞、胃俞拔罐或刮痧,每周 1 次。

疗程:每日针刺 1 次。7 次为 1 疗程。刮痧、拔罐 7 次为 1 疗程,3~5 日一次。

方解:中脘、天枢、足三里见前文;漏谷为脾经络穴,沉降脾经浊重之物,可治腹胀、肠鸣。各穴位配合有和胃理气、健脾调中、消食导滞的作用。

4. 肝气郁滞

症状:脘腹胀痛,痛无定处,或引两胁,时聚时散,攻窜不定,得嗳气、矢气则舒,遇忧思恼怒则剧,舌质红,苔薄白,脉弦。

治法:疏肝解郁,理气止痛。

选穴:膻中、期门(双侧)、天枢(双侧)、太冲(双侧)。

治疗手法:①膻中平刺 0.3~0.5 寸,太冲直刺 0.5~0.8 寸,天枢直刺 1~1.5 寸,期门斜刺 0.5~0.8 寸,以上穴位均用毫针泻法,留针 15~20 分钟,留针期间行针 2~3 次;②肝俞、胆俞部位拔罐或刮痧,每周一次。

疗程:每日针刺 1 次。7 次为 1 疗程。刮痧、拔罐 7 次为 1 疗程,3~5 日一次。

方解:天枢见前文;膻中属任脉,是足太阴、足少阴、手太阳、手少阳、任脉之会,亦为气会,可调理气机,治一切气机不畅之病;肝经募穴期门配合足厥阴肝经的原穴和五输穴之输穴太冲,"输主体重节痛",可疏肝理气、通络和血。诸穴配合,奏疏肝解郁、理气止痛之功。

5. 瘀血内停

症状:少腹疼痛,痛势较剧,痛如针刺,腹内或有结块,痛处固定而拒按,舌质紫暗或有瘀斑,脉细涩。

治法:活血化瘀,理气止痛。

选穴:足三里(双侧)、气海、关元、膈俞(双侧)、阿是穴。

治疗手法：足三里直刺 1~2 寸，气海直刺 0.5~1 寸，关元直刺 0.5~1 寸，膈俞斜刺 0.5~0.8 寸，以上穴位均用毫针平补平泻法，留针 20 分钟，留针期间行针 2~3 次；膈俞、阿是穴（腹痛处对应背部位置找结节）刺血拔罐，后艾灸气海、关元、足三里，每穴 30 分钟，每日 1 次。

疗程：每日针刺 1 次，7 日为 1 疗程。刺血拔罐隔日治疗 1 次，1~3 次为 1 疗程。

方解："肚腹三里留"，足三里为阳明经合穴，可宽中利气，止腹部疼痛；气海及关元位于下腹部正中任脉之上，可破下腹气血瘀滞；膈俞为八会穴之血会，针刺膈俞可活血化瘀，阿是穴是以病痛局部或敏感反应点，刺血拔罐对缓解该处疼痛有显著效果。

二、虚证

中虚脏寒

症状：腹痛绵绵，时作时止，饥饿劳累后加重，痛时喜按，神疲乏力，形寒肢冷，大便溏薄，舌质淡，苔薄白，脉沉细。

治法：温中补虚，缓急止痛。

选穴：足三里（双侧）、天枢（双侧）、关元、中脘、命门。

治疗手法：①足三里直刺 1~2 寸，天枢直刺 1~1.5 寸，关元直刺 0.5~1 寸，中脘直刺 0.5~1 寸，命门直刺 0.5~1 寸；以上穴位均用毫针补法，留针 20 分钟，留针期间行针 2~3 次；或火针针刺不留针；②关元温和灸或隔姜灸 30 分钟，每日 1 次。

疗程：隔日针刺 1 次，7 日为 1 疗程。若用火针则每周 2 次。10 次为 1 疗程。

方解：足三里、中脘、天枢、关元见前文；命门位于督脉，艾灸命门可温肾助阳，散寒止痛。配合使用可温中补虚，缓急止痛。

【其他疗法】

1. **穴位注射法** 足三里注射川芎嗪注射液，每穴注入 0.5ml 药液，每日 1 次。

2. **穴位敷贴法** 用桂枝、白芍、黄芪、炙甘草、干姜各等份，研细粉，用黄酒调好后外敷神阙穴，每次 4~6 小时，每日 1 次，适用于虚寒腹痛。

【注意事项】

1. 针灸治疗腹痛有较好的效果，应明确诊断后进行针灸治疗。

2. 在针灸治疗的同时密切观察病情变化,必要时完善相关检查,排除急腹症。

3. 局部皮肤有外伤及溃疡者、活动性出血者不宜用针灸。

【医案】

案例1

患者王某,女,42岁。患者10余年前出现经行疼痛,经行前2日起疼痛难耐,痛引腰骶,缠绵难愈。疼痛剧烈时服用布洛芬等止痛,曾服用中药治疗,疼痛缓解,后自行停药,经行疼痛复作。

2020年3月9日初诊。症见:患者诉距下次月经约1周,现感小腹及胸胁乳房胀,平素月经量少,经行时,小腹冷痛,月经色紫暗有块,血块排出后痛减,经净疼痛消失,舌暗,苔薄白,舌下络脉紫粗。脉沉细。

西医诊断:痛经。

中医诊断:痛经(寒凝血瘀)。

治法:散寒止痛,活血化瘀。

方药:桃仁红花煎加减。

熟地黄15g	酒当归10g	酒川芎10g
赤　芍15g	桃　仁9g	红　花6g
炒丹参15g	蜜桂枝9g	益母草30g
艾　叶9g	牛　膝15g	炒知母9g
麦　冬15g	醋延胡索15g	

煎服法:5剂,每日1剂,水煎,分2次温服。

外治:①双侧小腿后结节点处各点按10分钟,经期第一日治疗1次。②药渣煎煮足浴。③艾灸足三里、神阙、关元、肾俞、命门,每日1次,每次30分钟。

二诊,患者诉本次月经时腹痛未发作。嘱继续艾灸,每周3次以上。

三诊:目前距下次月经约1周,诉胸胁乳房轻微胀痛,其余无不适。舌淡暗,苔薄白,脉沉细。上方益母草用量减半,加醋香附9g,继续艾灸治疗。

讨论:感受寒邪或过食寒凉,寒客冲任,与血搏结,以致气血凝滞不畅,经前经时气血下注冲任,胞脉气血更加壅滞,"不通则痛",故而痛经。方中红花、桃仁、赤芍、川芎行血散瘀;香附理气解郁;延胡索行气散瘀止痛;熟地黄、当归养血滋阴,补养冲任,且防理气活血药伤及阴血之弊。艾叶、桂枝皆可散寒止痛;

诸药合用,共奏活血化瘀、理气调经、散寒止痛之功。经行第一天,痛经者于双侧小腿后有结节点出现,循肌肉找出结节点后,各点揉10分钟,将结节揉散,每次月经时治疗1次,月经前1周配合中药药渣煎煮足浴。艾灸足三里、神阙、关元、肾俞、命门。神阙穴位于脐中,属任脉,艾灸此处有温中散寒、培元固本之效;肾俞穴是足太阳膀胱经的常用腧穴之一,为肾之背俞穴,命门位于督脉之上,处于两肾俞之间,艾灸两穴可调补肾气、通利腰脊。

案例2

患者陈某,45岁。患者1个月前无明显诱因下出现下腹部胀痛,矢气增多,时有腹泻。

2019年5月13日初诊。症见:下腹部疼痛,伴腹胀矢气,腹痛发作后腹泻,大便溏,泻后痛缓,精神紧张时加重。舌苔薄白,脉弦细。

西医诊断:肠易激综合征。

中医诊断:腹痛(肝郁脾虚)。

治法:疏肝健脾。

方药:柴胡疏肝散合痛泻要方加减。

炒柴胡 9g	生黄芪 15g	炒白芍 12g
防　风 6g	大腹皮 10g	乌　药 10g
炒枳壳 9g	姜半夏 9g	炒陈皮 12g
薏苡仁 15g	郁金 15g	阳春砂 6g
炙甘草 6g	炒白扁豆 15g	炒白术 30g

煎服法:14剂,每日1剂,水煎,分2次温服。

外治:①针刺合谷、太冲、足三里、关元、膻中、章门、期门,隔日1次,每次留针15~30分钟。②隔姜灸神阙穴,每次灸3~7壮,以皮肤局部潮红不起疱为度,每日1次。

二诊:患者腹痛较前明显好转,腹泻次数减少,大便软,舌苔薄白,脉弦细。予上方去郁金,加川芎、香附,再予14剂,患者诉腹痛完全消失,大便已成形。

讨论:肝失条达,气机不畅,郁克脾土,肝脾不和,气机不利,则引起腹痛。如《证治汇补·腹痛》言:"暴触怒气,则两胁先痛而后入腹。"方中柴胡善疏肝解郁,枳壳、陈皮、大腹皮、半夏、郁金皆有疏肝理气之效,芍药、甘草缓急止痛;白术苦温,补脾燥湿,为君药。白芍酸寒,柔肝缓急止痛,共奏补脾柔肝之功;防风具有升散之性,辛能散肝郁,香能舒脾气,可燥湿以助止泻;薏苡仁、白扁豆、阳春砂、炒白术健脾化湿。全方合用,可疏肝调脾,理气止痛。针刺合谷、太冲以开四关,调畅气机以止痛;足三里为足阳明胃经合穴,与中脘、关元相配可健脾益气;膻中位于任脉之上,为八会穴之气会,可宽胸膈,降气通络;章门穴为脾土尘埃归降之处,肝经风气也在此风停气息,本穴为脾之募穴,亦为八会穴之脏会,可疗五脏疾病;期门穴为肝经募穴,搭配章门可治疗肝脾不调之证。隔姜灸神阙时,患者仰卧,暴露脐部。取纯净大青盐适量,可炒至温热,纳入脐中,使与脐平,于盐上放扎孔薄姜片,上置艾炷施灸,至患者稍感烫热,即更换艾炷。灸 3~7 壮,此法可温中健脾以止泻。

第三节 痞 满

痞满是由于中焦气机阻滞,脾胃升降失职,出现以脘腹满闷不舒为主症的病证。以自觉胀满、触之无形、按之柔软、压之无痛为临床特点。

【病因病机】

饮食不节、情志失调、药物所伤等可引起中焦气机阻滞,脾胃升降失常而发生痞满。本病基本病位在胃,与肝、脾密切相关。中焦气机不利,脾胃升降失职为病机关键。

【辨证治疗】

一、实证

1. 饮食内停

症状:胃脘痞满而胀,进食尤甚,嗳腐吞酸,厌食呕吐,大便不调,矢气频作,臭如败卵,苔厚腻,脉滑。

治法:消食和胃,行气消痞。

选穴:中脘、天枢(双侧)、腹结(双侧)、漏谷(双侧)。

治疗手法:①中脘直刺 0.5~1 寸,天枢直刺 1~1.5 寸,腹结直刺 1~2 寸,漏谷直刺 1~1.5 寸;以上穴位均用毫针泻法,留针 20 分钟,留针期间行针 2~3 次;②枳壳、焦山楂、六神曲、柴胡各等份,研细粉后中脘、天枢穴外敷,每次 4~6 小时,每日 1 次。

疗程:每日针刺 1 次,7 日为 1 疗程。穴位贴敷 10 日为 1 疗程。

方解:胃之募穴中脘,隶属于任脉,配合胃之下合穴足三里具有健脾和胃、理气止痛的作用;天枢为大肠募穴,调和肠胃气机、调理脾胃;漏谷为脾经络穴,沉降脾经浊重之物,配合腹结穴可治腹满胀痛。配合使用,共奏消食和胃、行气消痞之功。

2. 痰湿中阻

症状:脘腹痞满,胸膈满闷,身重肢倦,恶心呕吐,头昏纳呆,口淡不渴,舌体胖大,边有齿痕,苔白厚腻,脉沉滑。

治法:除湿化痰,理气和中。

选穴:足三里(双侧)、中脘、天枢(双侧)、丰隆(双侧)、阴陵泉(双侧)。

治疗手法:①足三里直刺 1~2 寸,中脘直刺 0.5~1 寸,天枢直刺 1~1.5 寸,阴陵泉直刺 1~2 寸,丰隆直刺 1~1.5 寸;行平补平泻法,留针 15 分钟,留针期间行针 2~3 次;②艾灸:阴陵泉、丰隆施雀啄手法 30 分钟,艾条点燃的一端在施灸部位上做如鸟雀啄食一般的上下活动,以皮肤红晕为度。

疗程:每日针刺 1 次,7 日为 1 疗程。每日艾灸 1 次,7 日为 1 疗程。

方解:中脘、天枢见前文。丰隆为足阳明胃经之络穴,胃经浊气沉降于此,针刺丰隆有健脾化痰、和胃降逆的作用;阴陵泉为脾经合穴,五行属水,可排渗脾湿。诸穴配合使用,可除湿化痰,理气和中。

3. 湿热阻胃

症状:脘腹痞满,灼热嘈杂,恶心呕吐,口干不欲饮,口苦,纳少,大便干结,舌红,苔黄腻,脉滑数。

治法:清热化湿,和胃消痞。

选穴:中脘、天枢、内庭、丰隆、阴陵泉、三阴交、商阳、厉克。

治疗手法:①中脘直刺 0.5~1 寸,天枢直刺 1~1.5 寸,内庭斜刺 0.5~0.8 寸,阴陵泉直刺 1~2 寸,丰隆直刺 1~1.5 寸,三阴交直刺 1~1.5 寸;行平补平泻法,留针 15 分钟,留针期间行针 2~3 次;②商阳、厉兑穴点刺放血。

疗程:每日针刺 1 次,7 日为 1 疗程。放血每日或隔日治疗 1 次,1~3 次为 1 疗程,出血量多者,每周 1~2 次,一般每次出血数量以 15 滴左右为宜。

方解:中脘、天枢、阴陵泉、丰隆见前文;三阴交为足太阴脾经、足厥阴肝经、足少阴肾经三经之交会穴,有健脾理血、益肾平肝的作用。内庭、行间为足阳明经及足厥阴经荥穴,"荥主身热",可清泄肝、胃二经邪热。针刺诸穴可清热化湿,和胃消痞。

4. 肝胃不和

症状:脘腹痞闷,胸膈胀满,心烦易怒,喜太息,呕恶嗳气,或吐苦水,大便不爽,舌质淡红,苔薄白,脉弦。

治法:疏肝解郁,和胃消痞。

选穴:足三里(双侧)、中脘、天枢(双侧)、内关(双侧)、太冲(双侧)、三阴交(双侧)。

治疗手法:①足三里直刺1~2寸,中脘直刺0.5~1寸,天枢直刺1~1.5寸,内关直刺0.5~1寸,太冲直刺0.5~0.8寸,三阴交直刺1~1.5寸;以上穴位均采用平补平泻法,留针15分钟,留针期间行针2~3次;②后背膀胱经肝俞至胃俞段刮痧。

疗程:每日针刺1次,7日为1疗程。刮痧3~5日一次,3~7次为1疗程。

方解:中脘、足三里、天枢见前文;内关是手厥阴心包经的络穴,通阴维脉,手厥阴经下膈历络三焦,阴维脉主一身之里,故有通调上、中焦气机作用,治疗肝胃不和和呕恶嗳气有奇效;三阴交为足太阴脾经、足厥阴肝经、足少阴肾经三经之交会穴,有健脾理血、益肾平肝的作用;太冲是足厥阴肝经的原穴和五输穴的输穴,为肝经的通道所在,原气所居之处,有疏肝理气、通络和血之功。诸穴配合使用共奏疏肝解郁、和胃消痞之功。

二、虚证

1. 脾胃虚弱

症状:胃脘痞闷,胀满时减,喜温喜按,神倦乏力,少气懒言,纳呆便溏,舌质淡,苔薄白,脉细弱。

治法:补气健脾,升清降浊。

选穴:足三里(双侧)、中脘、天枢、关元、脾俞(双侧)、胃俞(双侧)。

治疗手法:①足三里直刺1~2寸,中脘直刺0.5~1寸,天枢直刺1~1.5寸,关元直刺1~1.5寸,胃俞斜刺0.5~0.8寸,脾俞斜刺0.5~0.8寸。以上穴位均行补法,留针20分钟,留针期间行针2~3次,或用细火针点刺。②温和灸中脘、关元每日30分钟。

疗程:隔日针刺1次,7次为1疗程。艾灸每日1次,10日为1疗程。细火针2~3日1次,3~5次为1疗程。

方解：中脘、天枢、足三里见前文；关元穴属任脉，为足三阴、任脉之会，亦为小肠募穴，有培元固本、温胃健脾、补益下焦的作用。脾俞是脾的背俞穴，有健脾化湿等作用。胃俞是胃的背俞穴，具有和胃健脾、理气止痛的功效。诸穴相配，有补气健脾、升清降浊之效。

2. 胃阴不足

症状：脘腹痞闷，嘈杂不舒，饥不欲食，恶心嗳气，口燥咽干，大便秘结，舌红少苔，脉细数。

治法：养阴益胃，调中消痞。

选穴：足三里（双侧）、中脘、天枢（双侧）、三阴交（双侧）、太溪（双侧）。

治疗手法：足三里直刺 1~2 寸，中脘直刺 0.5~1 寸，天枢直刺 1~1.5 寸，三阴交直刺 1~1.5 寸，太溪直刺 0.5~1 寸；以上穴位均采用平补平泻法，留针 15 分钟，留针期间行针 2~3 次。

疗程：隔日针刺 1 次，7 次为 1 疗程。

方解：中脘、天枢、足三里见前文；三阴交为足太阴脾经、足厥阴肝经、足少阴肾经三经之交会穴，有健脾理血、益肾平肝的作用；太溪为肾经原穴，可养阴清热。配合使用，可养阴益胃，调中消痞。

【其他疗法】

1. **推拿** ①指压法。取穴：内关、公孙，交叉取穴。配穴：伴腹胀配天枢。指压法操作：嘱患者取平卧位，完全放松，调整呼吸。用大拇指指腹点按穴位，并逐渐加压，以患者能忍受为度，并做均匀回旋揉动，每穴 3 分钟。②按揉法。操作：手法采取按揉为主，用大鱼际、掌根或前臂着力于穴位或痛区，以腕关节转动回旋来带动前臂进行操作。开始宜手法轻柔，待患者适应后逐渐加力，每日 1 次。

2. **穴位敷贴**

脾胃虚寒：干姜、肉桂、吴茱萸打粉，用黄酒调敷关元、中脘。

脾胃湿热：黄连、木香、延胡索打粉，用陈醋调敷中脘、天枢。

肝胃不和：柴胡、白芍、川芎、醋香附打粉，用陈醋调敷中脘、期门。

饮食内停：炒谷芽、炒麦芽、六神曲、莱菔子打粉，用黄酒调敷中脘、足三里。

胃阴不足：麦冬、沙参、生地黄打粉，用陈醋调敷上脘、中脘、下脘。

【注意事项】

1. 过于疲劳、精神高度紧张、饥饿者不宜针刺，应尽量采取卧位。

2. 局部皮肤有外伤及溃疡者、活动性出血者不宜用针灸。

【医案】

案例 1

患者单某,女,64 岁。诉感腹部脐周胀满不适 1 周余,伴胸闷嗳气,嗳气后腹部胀满缓解,无腹痛,腹部按之柔软,未触及肿块。其间自行服用多潘立酮片及匹维溴铵片,服用后可暂缓解,后腹胀时有反复。

2019 年 4 月 15 日初诊。症见:现仍感腹胀满,嗳气胸闷,心烦易怒,矢气不爽,大便黏滞不爽,完谷不化,日行 2 次,小便无殊。神疲乏力,夜寐欠佳,舌淡红苔少,脉弦。

西医诊断:功能性腹胀。

中医诊断:痞满(肝气犯胃)。

治法:疏肝解郁,理气除痞。

方药:柴胡疏肝散加减。

炒柴胡 12g	醋香附 6g	酒川芎 15g
炒枳壳 9g	炒苍术 9g	焦栀子 9g
炒白术 15g	大腹皮 9g	合欢皮 15g
郁　金 15g	荷　叶 9g	焦六神曲 15g

煎服法:7 剂,每日 1 剂,水煎,分 2 次温服。

外治:①针刺足三里、三阴交、天枢、中脘、腹结、公孙、章门。②以中脘穴为中心顺时针摩腹,每日 30 分钟。

二诊:患者诉腹胀、嗳气较前明显减轻,大便已成形,日行 1 次,神疲乏力,夜寐一般,舌淡红苔薄,脉细。予上方加半夏 9g、姜厚朴 9g、陈皮 12g、酸枣仁 15g。

三诊:患者诉已无腹胀、嗳气,睡眠较前改善明显。

讨论:气机逆乱,升降失职,则易形成痞满。肝郁气滞,横犯脾胃,致胃气阻滞而成之痞满为多见。《景岳全书·痞满》谓:"怒气暴伤,肝气未平而痞。"方中柴胡、枳壳、香附、大腹皮皆有疏肝理气之效;苍术、白术补脾燥湿;郁金、合欢皮清心解郁;焦栀子、荷叶清热泻火;焦六神曲健脾和胃,消食调中。针刺取足太阴脾经公孙、腹结、三阴交,公孙为脾经之络穴,通冲脉,三阴交为足三阴经(肝、脾、肾)的交会穴,腹结为脾经气血集结之处,此三穴配腑会中脘、脏会章门以及足阳明胃经循行部位上的大肠募穴天枢、胃经合穴足三里可治腹痛、腹泻。同时饭后可顺时针摩腹,促进胃肠道蠕动。

案例2

患者王某,54岁。患者诉1个月前出现胃脘部胀满,时轻时重,伴有乏力、反酸,进食寒凉、辛辣、油腻食物后症状加重。胃镜提示胃食管反流性胃炎。服用PPI等药物效果不明显。

2019年5月13日初诊。症见:现患者感胃脘部胀满,口黏腻,偶有白痰,易咳出,反酸,乏力,纳差,睡眠可,大便软烂,小便正常,舌淡,苔白厚,脉滑。

西医诊断:食管反流性胃炎。

中医诊断:痞满(脾虚湿滞)。

治则:补气健脾,燥湿化痰。

方药:补中益气汤和二陈汤加减。

太子参 15g	炒白术 15g	竹 茹 12g
旋覆花 12g	煅赭石 15g	蒲公英 15g
生黄芪 15g	茯 苓 15g	炒陈皮 20g
炒苍术 9g	生白术 30g	石见穿 20g
仙鹤草 15g	广藿香 9g	酒当归 15g
姜厚朴 9g	麦 冬 15g	炒莱菔子 15g
白 芷 10g	姜半夏 9g	

煎服法:14剂,每日1剂,水煎,分2次温服。

外治:①针刺中脘、天枢、气海、足三里、阴陵泉、三阴交、合谷、太冲。②艾灸中脘、天枢、气海、足三里等穴位,30分钟左右。

二诊:患者诉胃口稍佳,腹胀满及反酸、口黏腻症状减轻,胃口改善,睡眠可,大便软烂,舌淡,苔薄,脉细。去白芷、竹茹,加炒海螵蛸15g制酸,焦六神曲15g消食调中。

三诊:患者诉胃部胀满、反酸等症状缓解明显。四诊时胃脘部胀满完全消失,余无明显不适感。

讨论:素体脾胃虚弱,中气不足,脾胃纳运失职,升降失调,胃气壅塞,因虚而生痞满。方中黄芪味甘微温,入脾、肺经,补中益气,升阳固表;太子参、白术补气健脾;当归养血和营,协参、芪补气养血;陈皮、厚朴、莱菔子理气和胃,使诸药补而不滞;半夏辛温,能燥湿化痰,和胃降逆;竹茹清热化痰,与陈皮相配,增强燥湿化痰之力;茯苓、苍术健脾渗湿,渗湿以助化痰之力,健脾以杜生痰之源;广藿香芳化湿,旋覆花下气消痰,代赭石质重而沉降,二药可降逆止嗳。针刺取足阳明胃经、足太阴脾经及任脉脘腹部穴位,可健脾燥湿,下气消食。同时艾灸中脘、天枢、气海、足三里,可健脾调气,温中燥湿。针药配合,治疗脾虚湿滞之痞满效果显著。

案例 3

患者陈某,女,34 岁,患者 1 个月前无明显诱因出现胃脘部胀满,伴呃逆反酸,无恶心呕吐,无头晕头痛,无心慌胸闷。胃镜活检示:慢性萎缩性胃炎伴中度肠化。口服奥美拉唑肠溶胶囊、胃复春等药物治疗,其间症状反复发作。

2019 年 9 月 16 日初诊。症见:胃脘部胀满不适,伴呃逆反酸,喜温喜按,少气懒言,纳差,睡眠尚可,大便溏,日 2 次,小便尚可。舌淡,苔薄白,脉沉弱。

西医诊断:慢性非萎缩性胃炎。

中医诊断:痞满(脾胃虚寒)。

治法:温中健脾散寒。

方药:黄芪建中汤加减。

生黄芪 15g	炒白术 15g	干 姜 9g
炒党参 15g	木 香 6g	砂 仁 6g
旋覆花 12g	代赭石 15g	炒麦芽 15g
土茯苓 15g	石见穿 20g	百 合 15g
炙甘草 6g	炒海螵蛸 15g	焦六神曲 15g

煎服法:14 剂,每日 1 剂,水煎,分 2 次温服。

外治:①针刺足三里、中脘、天枢、关元、建里、脾俞、胃俞、三阴交等穴。②艾灸中脘、神阙、关元、建里等穴位。③穴位敷贴:肉桂、干姜、吴茱萸、附子等研末黄酒调和敷脐,每日 1 次,每次 4~6 小时。

二诊(14 日后):患者自诉胃胀、呃逆减轻,偶有反酸,纳、眠尚可,二便调。舌淡,苔薄白,脉沉弱。上方加重黄芪、白术用量至 30g,加旋覆花至 15g,另加姜厚朴 9g、蒲公英 15g。三诊时,患者腹胀、呃逆明显减轻,反酸消失。

讨论:脾与胃同居中焦,互为表里。素体脾胃虚弱之人,脾阳不足,则寒自内生,胃失温养,腹部隐痛;舌淡苔白、脉虚弱或迟缓为脾胃虚寒之象。素体脾胃虚弱,饮食寒凉,寒客脾胃,纳运失职,升降失调。此正如《兰室秘藏·中满腹胀》所论述的因虚生痞满："或多食寒凉,及脾胃久虚之人,胃中寒则胀满,或脏寒生满病。"方中黄芪、党参、白术,甘草益气健脾;木香、砂仁理气和胃;旋覆花、代赭石降逆止呃;麦芽、焦六神曲消食和胃;土茯苓、石见穿入脾、胃经,有活血散结之效;海螵蛸抑酸;干姜温中散寒。外治针刺所取胃经足三里、天枢,任脉中脘、建里、关元,以及脾胃背俞穴脾俞、胃俞、三阴交等穴均有温中散寒,理气消痞之效。针刺后艾灸中脘、神阙、关元、建里,同时以肉桂、干姜、吴茱萸、附子等研末黄酒调和敷神阙,温中补虚止泻。

第四节　癌　痛

【病因病机】

中医对疼痛的认识包括"不通则痛""不荣则痛"两方面。机体阴阳失衡,气血失调,从而导致气滞、血瘀、痰凝等病理变化,使其脉络瘀阻,闭塞凝聚成结块,此乃实痛,即所谓"不通则痛"。邪气久居,耗伤气血,阴经亏损,脏腑经络失于濡养,此乃虚痛,即所谓"不荣则痛"。笔者认为癌痛病机复杂,虚实夹杂,故不通则痛、不荣则痛兼而有之。

【辨证分型】

1. 不通则痛

症状:疼痛剧烈,或胀满疼痛,或痛如锥刺,或困重疼痛,舌色稍暗,苔白或黄,脉沉弦、涩或结代。

治法:行气化瘀,缓急止痛。

针刺选穴:合谷(双侧)、太冲(双侧)、膻中、膈俞(双侧)、血海、阿是穴。

治疗手法:①合谷直刺 0.5~1 寸,太冲直刺 0.5~0.8 寸,膈俞斜刺 0.5~0.8 寸,膻中平刺 0.3~0.5 寸;以上穴位均用毫针泻法,留针 15 分钟,留针期间行针 2~3 次;②阿是穴刺血拔罐,留罐 5~15 分钟。

疗程:每日针刺 1 次,7 日为 1 疗程。刺血拔罐隔日治疗 1 次,1~3 次为 1 疗程。

方解:合谷为手阳明大肠经的原穴,具有通经活络清热解表的作用;太冲是足厥阴肝经的原穴和五输穴的输穴,为肝经的通道所在,原气所居之处,有疏肝理气、通络和血之功;膈俞为八会穴之血会,针刺膈俞有活血化瘀之功;血海穴为脾经所生之血聚集之处,有化血为气、运化脾血之功。膻中经属任脉,是足太阴、足少阴、手太阳、手少阳、任脉之会,亦为气会,配合谷、太冲可疏肝理气,通络和血;阿是穴刺血拔罐可止局部疼痛。针刺各穴,配合放血,可行气化瘀,缓急止痛。

2. 不荣则痛

症状:疼痛绵绵,时发时止,面色苍白,体倦嗜卧,甚则畏寒肢冷,或有肢体浮肿,舌淡胖嫩边有齿痕或舌瘦小,苔白,脉沉微无力或细弱。

治法:补虚止痛。

针刺选穴:合谷(双侧)、太冲(双侧)、气海、血海(双侧)、阿是穴。

治疗手法:①合谷直刺 0.5~1 寸,太冲直刺 0.5~0.8 寸,气海直刺 0.5~1 寸,血海直刺 1~1.5 寸;以上穴位均用毫针泻法,留针 15 分钟,留针期间行针 2~3次;②阿是穴刺血拔罐后艾灸,灸气海、血海 30 分钟;③五腧穴火针点刺。

疗程:每日针刺 1 次,7 日为 1 疗程。刺血拔罐隔日治疗 1 次,1~3 次为 1疗程。若用火针则每周 2 次,7 次为 1 疗程。

方解:合谷、太冲见前文;气海及关元位于下腹部正中任脉之上,可破下腹气血瘀滞;血海穴为脾经所生之血聚集之处,有化血为气、运化脾血之功。诸穴相配,有补虚止痛之效。

【注意事项】

癌痛病机复杂,临床多见虚实夹杂,笔者治疗癌痛注重综合治疗,针药并用,疗效更为显著。

【医案】

案例 1

患者男性,78 岁,肺癌多发骨转移伴癌痛。肺癌多发骨转移,目前口服奥希替尼治疗,羟考酮缓释片服用至 80mg,每 12 小时一次,疼痛仍不减,大便困难。有脑梗死史,吐字不清,走路不稳,右胁肋下约巴掌大小区域有固定压痛,家属诉暴发痛时全身疼痛,24 小时内发作次数不定,暴发痛每日超过 3 次,NRS 评分在7 分以上。舌体胖大,淡暗边瘀紫,苔水滑,六脉沉细紧。

西医诊断:肺癌骨转移。

中医诊断:疼痛(气虚血瘀)。

治法:益气通络,化瘀止痛。

方药:二陈汤合肾气丸加减。

姜半夏 12g	炒陈皮 15g	炒党参 20g
炒白术 15g	茯 苓 40g	炙甘草 10g
芡 实 20g	升 麻 3g	百 合 10g
乌 梅 9g	熟地黄 30g	蒸萸肉 30g
山 药 10g	麸泽泻 10g	牛 膝 20g
生桂枝 6g	肉 桂 5g	山楂炭 30g
焦六神曲 30g	生黄芪 30g	

煎服法:7 剂,每日 1 剂,水煎,分 2 次温服。

外治:①针刺合谷及太冲。②右胁肋下疼痛固定不移处刺血拔罐。

每周中药内服并针刺治疗 1 次,治疗 4 次后,羟考酮缓释片由原来的每日 160mg 减为每日 40mg,NRS 评分达到 0~2 分,饮食、睡眠改善明显。

讨论:本方中半夏辛温性燥,善能燥湿化痰,且又和胃降逆,陈皮可理气行滞,又能燥湿化痰。二药相配,理气治痰,气顺痰消;党参、白术、黄芪、茯苓益气健脾渗湿,渗湿以助化痰之力,健脾以杜生痰之源;乌梅可收敛肺气,与半夏、橘红相伍,散中兼收,防其燥散伤正之虞;桂枝辛甘而温,温通阳气;"善补阳者,必于阴中求阳,则阳得阴助而生化无穷",故重用熟地黄滋阴补肾生精,配伍蒸萸肉、山药、芡实补肝养脾益精,阴生则阳长;泽泻利水渗湿,配桂枝、肉桂又善温化痰饮;山楂炭、焦六神曲消食开胃;甘草为佐使,健脾和中,调和诸药。针刺合谷及太冲。患者的疼痛属于不通则痛、不荣则痛兼而有之,急则治其标,先调和气血。《标幽赋》云:"寒热痹痛,开四关而已之。"《针灸大成》指出:"四关四穴,即两合谷、两太冲是也。"合谷、太冲分别为手阳明、足厥阴之原穴,合谷属多气多血之阳明经,偏于补气、泻气、活血;太冲属少气多血之厥阴经,偏于补血、调血。两穴一阴(太冲)一阳(合谷),一气(合谷)一血(太冲),一脏一腑,一升一降,是一组具有阴阳经相配、气血、阴阳、脏腑同调的处方,治疗全身疼痛最为速捷。配以右胁肋下固定疼痛处刺血拔罐可通经活络、行气活血、消肿止痛。

案例 2

患者男性,56 岁,右侧软腭囊性腺样癌术后 13 年,疼痛半年余。患者确诊口腔右侧软腭囊性腺样癌 13 年,术后复发,双肺及髂骨骨转移,目前在化疗中,肿瘤已经突破上腭,见血性液体分泌,张口不到一横指,右侧颌面部及眼眶疼痛,现服芬太尼每次 4.2mg,72 小时一次,羟考酮每次 10mg,每 12 小时一次,加巴喷丁片 0.3g,每日 3 次,止痛效果可维持 3~4 小时。疼痛数字评分法(NRS)评分在 7 分以上。

2020 年 7 月 9 日初诊。症见:右侧颌面部及眼眶疼痛,张口不能,羟考酮缓释片加量出现后背大片皮疹,NRS 评分在 7 分以上。舌红,六脉沉弱。

西医诊断:软腭囊性腺样癌,肺转移,骨转移。

中医诊断:癌痛病(脾肾阳虚,虚火上炎)。

治法:温阳散寒,益气止痛。

方药:四逆汤加封髓丹化裁。

黑顺片 15g	干　姜 9g	炙甘草 20g
盐黄柏 15g	细　辛 3g	金银花 30g
生黄芪 50g	生党参 30g	连翘 30g

煎服法:7 剂,每日 1 剂,水煎,分 2 次温服。

外治法:①毫针刺:双侧合谷,用泻法。②“头为诸阳之会”,取大椎穴刺血拔罐,发越郁阳加强通气血。③艾灸命门 30 分钟补阳气。

患者面口疼痛,泻合谷,大椎穴刺血拔罐后疼痛立即减轻,NRS 评分 3 分。后艾灸命门 30 分钟补阳气。

讨论:方中黑顺片大辛大热,上助心阳以通脉,中温脾阳而散寒,下补肾火而回阳;干姜辛热,温中散寒,温阳守中,回阳通脉;炙甘草补脾阳,益肾阳,后天与先天互助,且调和药性以防姜附燥烈伤阴;党参、黄芪补中益气,和胃生津;麻黄行表以开泄皮毛,附子温里以振奋阳气,二药配合,相辅相成,助阳解表;细辛归肺、肾二经,芳香气浓,性善走窜,通彻表里;金银花、连翘为辛凉之品,轻扬解散,可制约方中黑顺片、干姜等燥热之性。患者面口疼痛,“面口合谷收”,先取双侧合谷,用泻法。而后取大椎穴刺血拔罐,“头为诸阳之会”,发越郁阳加强通气血。艾灸命门培补肾气,振奋肾经,使阳气充盛行。

第五节　恶性腹水

恶性腹水是许多晚期肿瘤常见的并发症之一,约占所有腹水的 10%。恶性腹水预后差,平均生存期约 20 周。中医临床以腹大胀满、皮急如鼓、脉络显露为主要特征。

【病因病机】

恶性腹水易反复、预后差、治疗难。病机为癌症之病致使机体脏腑功能失调,气血凝滞,蕴久化毒;癌病迁延日久,癌毒进一步使肝、脾、肾三脏受病,气、血、水、瘀、湿、毒互结积于腹中而成。

【辨证分型】

1. 气滞湿阻

症状:腹部胀大,按之不坚,胁下胀满或疼痛,饮食减少,食后腹胀,嗳气后稍减,尿量减少,舌白腻,脉弦细。

治法:疏肝理气,健脾利水。

选穴:水分、大横(双侧)、水道(双侧)、归来(双侧)、期门(双侧)、章门(双侧)、中极、太冲(双侧)、合谷(双侧)。

治疗手法:①水分直刺 1~1.5 寸,大横直刺 1~2 寸,水道直刺 1~1.5 寸,归来直刺 1~1.5 寸,期门斜刺 0.5~0.8 寸,章门斜刺 0.5~0.8 寸,中极直刺 0.5~1寸,合谷直刺 0.5~1 寸,太冲直刺 0.5~1 寸;以上穴位均用毫针平补平泻,留针20 分钟,留针期间行针 2~3 次;②每日每穴温和灸 30 分钟以上;③神阙穴火针围刺。

疗程:每日针刺 1 次,7 日为 1 疗程。若用火针则每周 2 次,10 次为 1疗程。

方解:水分穴位于腹部任脉之上,可分流水湿,通调水道、理气止痛;中极为足三阴经与任脉之会,是膀胱经募穴,膀胱之气在此处结聚,可补肾气、利膀胱、清湿热;大横穴为足太阴与阴维脉交会穴,可健脾理气;水道为胃经水液通行之路,针刺可理气行水;足阳明经归来穴可理气止痛;期门为肝经募穴,有疏肝健脾、理气活血之效;章门为脾经募穴,亦为脏会,统治五脏疾病,针刺章门可疏肝理脾;太冲是足厥阴肝经的原穴和五输穴的输穴,为肝经的通道所在,原气所居之处,有疏肝理气、通络和血之功。合谷为手阳明大肠经的原穴,可通经活络诸穴配合使用,有疏肝理气、健脾利水之效。

2. 寒湿困脾

症状:腹大胀满,按之如囊裹水,胸脘胀闷,得热则舒,周身困重,畏寒肢肿,面浮或下肢微肿,大便溏薄,小便短少,舌苔白腻水滑,脉弦迟。

治法:温中健脾,行气利水。

选穴:水分、大横(双侧)、水道(双侧)、归来(双侧)、期门(双侧)、章门(双侧)、中极、关元、命门。

治疗手法：①水分直刺 1~1.5 寸，大横直刺 1~2 寸，水道直刺 1~1.5 寸，归来直刺 1~1.5 寸，期门斜刺 0.5~0.8 寸，章门斜刺 0.5~0.8 寸，中极直刺 1~1.5 寸，关元直刺 1~1.5 寸，命门直刺 0.5~1 寸；以上穴位均用毫针平补平泻，留针 20 分钟，留针期间行针 2~3 次。②每日每穴温和灸 30 分钟以上。③神阙穴火针围刺。

疗程：每日针刺 1 次，7 日为 1 疗程。若用火针则每周 2 次，10 次为 1 疗程。

方解：水分、大横、水道、归来、期门、章门、中极见前文；关元穴属任脉，为足三阴、任脉之会，亦为小肠募穴，有培元固本、温胃健脾、补益下焦的作用；命门位于督脉，艾灸命门可温肾助阳。诸穴共用，可温中健脾，行气利水。

3. 湿热蕴结

症状：腹大坚满，脘腹绷急，外坚内胀，拒按，烦热口苦，渴不欲饮，小便赤涩，大便秘结或溏垢，或有面目肌肤发黄，舌边尖红，苔黄腻或灰黑而润，脉弦数。

治法：清热利湿，攻下逐水。

选穴：水分、大横（双侧）、水道（双侧）、归来（双侧）、期门（双侧）、章门（双侧）、中极、照海（双侧）、三阴交（双侧）。

治疗手法：①水分直刺 1~1.5 寸，大横直刺 1~2 寸，水道直刺 1~1.5 寸，归来直刺 1~1.5 寸，期门斜刺 0.5~0.8 寸，章门斜刺 0.5~0.8 寸，中极直刺 1~1.5 寸，照海直刺 1~1.5 寸，三阴交直刺 1~1.5 寸；以上穴位均用毫针平补平泻，留针 20 分钟，留针期间行针 2~3 次。②后背部结节刺血拔罐，每周 2 次。③每日每穴温和灸 30 分钟以上。

疗程：每日针刺 1 次，7 日为 1 疗程。刺血拔罐隔日治疗 1 次，1~3 次为 1 疗程。

方解：水分、大横、水道、归来、期门、章门、中极见前文；照海为八脉交会穴，通于阴跷脉，可清热利湿；三阴交为足太阴脾经、足厥阴肝经、足少阴肾经三经之交会穴，有健脾理血、益肾平肝的作用。配合使用，共奏清热利湿、攻下逐水之功。

4. 肝脾血瘀

症状：腹大坚满，按之不陷而硬，青筋怒张，胁腹刺痛拒按，面色晦暗，头、颈、胸、臂等处可见红点赤缕，唇色紫褐，大便色黑，肌肤甲错，口于饮水不欲下咽，舌质紫暗或边有瘀斑，脉细涩。

治法：活血化瘀,行气利水。

选穴：水分、大横(双侧)、水道(双侧)、归来(双侧)、期门(双侧)、章门(双侧)、中极、太冲(双侧)、血海(双侧)、膈俞(双侧)、阿是穴。

治疗手法：①水分直刺 1~1.5 寸,大横直刺 1~2 寸,水道直刺 1~1.5 寸,归来直刺 1~1.5 寸,期门斜刺 0.5~0.8 寸,章门斜刺 0.5~0.8 寸,中极直刺 1~1.5 寸,太冲直刺 0.5~0.8 寸,血海直刺 1~1.5 寸,膈俞斜刺 0.5~0.8 寸;以上穴位均用毫针平补平泻,留针 20 分钟,留针期间行针 2~3 次。②后背阿是穴、血海、膈俞刺血拔罐,每周 2 次。③每日每穴温和灸 30 分钟以上。

疗程：每日针刺 1 次,7 日为 1 疗程;刺血拔罐隔日治疗 1 次,1~3 次为 1 疗;艾灸每日 1 次,7 次为 1 疗程。

方解：水分、大横、水道、归来、期门、章门、中极、太冲见前文;膈俞为八会穴之血会,针刺膈俞可活血化瘀;血海穴为脾经所生之血聚集之处,有化血为气、运化脾血之效。配合使用,可活血化瘀,行气利水。

5. 脾肾阳虚

症状：腹大胀满,形如蛙腹,撑胀不甚,朝宽暮急,面色苍黄,胸脘满闷,食少便溏,畏寒肢冷,尿少腿肿,舌淡胖边有齿痕,苔厚腻水滑,脉沉弱。

治法：温补脾肾,化气行水。

选穴：足三里(双侧)、大横(双侧)、水道(双侧)、归来(双侧)、期门(双侧)、章门(双侧)、中脘、中极、太冲(双侧)、命门。

治疗手法：①足三里直刺 1~2 寸,水分直刺 1~1.5 寸,大横直刺 1~2 寸,水道直刺 1~1.5 寸,归来直刺 1~1.5 寸,期门斜刺 0.5~0.8 寸,章门斜刺 0.5~0.8 寸,中极直刺 1~1.5 寸,太冲直刺 0.5~0.8 寸,中脘直刺 0.5~1 寸,命门直刺 0.5~1 寸;以上穴位均用毫针平补平泻,留针 20 分钟,留针期间行针 2~3 次。②每日灸神阙、命门 30 分钟。③背俞穴火针点刺,每周 3 次。

疗程：隔日针刺 1 次,7 日为 1 疗程。火针每周 3 次,10 次为 1 疗程。艾灸每日 1 次,7 次为 1 疗程。

方解：大横、水道、归来、期门、章门、中极、太冲、命门见前文;胃之募穴中脘与胃之下合穴足三里疏利气机,健脾补虚。配合使用,可温补肾阳,化气行水。

6. 肝肾阴虚

症状：腹大坚满,甚则腹部青筋暴露,形体反见消瘦,面色晦暗,口燥咽干,心烦失眠,齿鼻时或衄血,小便短少,舌红绛少津,脉弦细数。

治法：滋阴益肾,补血养肝,化气行水。

针刺选穴：大横（双侧）、水道（双侧）、归来（双侧）、期门（双侧）、章门（双侧）、中脘、中极、三阴交（双侧）、太溪（双侧）。

治疗手法：①大横直刺 1~2 寸，水道直刺 1~1.5 寸，归来直刺 1~1.5 寸，期门斜刺 0.5~0.8 寸，章门斜刺 0.5~0.8 寸，中极直刺 1~1.5 寸，三阴交直刺 0.5~1 寸，太溪直刺 0.5~1 寸；以上穴位均用毫针平补平泻，留针 20 分钟，留针期间行针 2~3 次。②背俞穴火针点刺，每周 3 次。

疗程：隔日针刺 1 次，7 日为 1 疗程。火针则每周 3 次，10 次为 1 疗程。

方解：大横、水道、归来、期门、章门、中脘、中极见前文；三阴交为足太阴脾经、足厥阴肝经、足少阴肾经三经之交会穴，有健脾理血、益肾平肝的作用；太溪为肾经原穴，五行属土，可清热生气，滋阴益肾。诸穴相配，可滋补肝肾，化气行水。

【其他疗法】

1. 中药外敷 中药大黄、芒硝、肉桂、甘遂研末外敷腹部（陈卫建教授经验方）。

2. 艾灸 笔者在临床注重艾灸疗法，并且推荐长时间艾灸。

3. 火针围刺肿瘤原发病灶及点刺五腧穴 医者双手洗净，用碘伏在针刺部位消毒；用中粗火针（直径 0.8mm）在肿瘤灶部位周围或体表投影部位周围 1~2cm 处取穴垂直浅刺 0.1~0.3 寸；点燃酒精灯，从针根沿针体到针尖连续移动烧红，施术前针体消毒；将火针放在酒精灯上烧红快速并且准确地围刺，每针间距约 0.5cm，火针迅速刺入后立即拔出。每周 1~2 次。针刺部位 48 小时内严禁沾水。治疗期间嘱患者忌食辛辣刺激食物及发物。

【注意事项】

1. 治疗期间应严格限制水和钠的摄入量；禁烟、酒；调畅情志，适度锻炼。

2. 局部皮肤有外伤及溃疡者、活动性出血者不宜用针灸。

3. 中西医配合治疗疗效显著。

【医案】

案例 1

患者男性，72 岁，患者 2008 年确诊为肝癌，后行肝癌切除术＋胆囊切除术，术后于 2011 年 2 月、2014 年 9 月、2018 年 4 月多次复发，行经皮穿刺微波凝固治疗肿瘤（PMCT）以及肝动脉栓塞联合 PMCT 治疗，其间于 2017 年 4 月并发胆管癌，行胆管癌栓塞术。2018 年最后一次 PMCT 治疗后 2 个月内，患者出现 2 次上消化道出血。2018 年 10 月患者再次肝癌术后复发，再次行经皮肝穿刺肿瘤射频消融术（RAF）。11月出院后患者腹胀,纳差,精神极度疲惫,检查提示腹水较多,西药利尿不见缓解。

2018年12月初诊。症见:患者面容困苦,形体瘦弱,家属搀扶左右,脚步拖沓,少气懒言,病情多由家属代诉,腹胀,食量较前减少1/2,舌红少苔,脉沉细数。

西医诊断:肝癌术后,腹水。

中医诊断:臌胀(气阴两虚)。

治法:益气养阴,温阳利水。

方药:防己黄芪汤、己椒苈黄汤合茵陈五苓散加减。

生黄芪 30g	防 己 9g	葶苈子 20g
党 参 24g	北沙参 12g	红景天 10g
茯 苓 30g	炒白术 30g	仙灵脾 9g
徐长卿 12g	珍珠母 30g	合欢皮 24g
炙甘草 9g	猪 苓 30g	泽 泻 10g
桂 枝 12g	天 冬 12g	麦 冬 12g
花椒目 10g	炒麦芽 15g	焦六神曲 15g
生地黄 20g	茵 陈 30g	白花蛇舌草 30g

煎服法:14剂,每日1剂,水煎,分2次温服。

外治:采用火针围刺肝区。

二诊:患者言语较初诊时增多,诉治疗后第二日腹胀感明显缓解,近日食欲增加,睡眠差,在原方基础上加首乌藤、酸枣仁等解郁安神助眠。

三诊、四诊时精神状态明显好转,颜面可见喜色,自行走入诊室,无需家属搀扶,腹胀感消失,胃纳正常,睡眠状况仍不佳。

门诊随诊半年,睡眠状况改善不明显,但余症未再反复。现嘱服用马钱子(注:本药毒性大,不可擅自服用),症状平稳。

讨论:方中防己祛风行水,黄芪益气固表,兼可利水,两者相合,祛风除湿而不伤正,益气固表而不恋邪,使风湿俱去,表虚得固。白术补气健脾祛湿,既助防己祛湿行水之功,又增黄芪益气固表之力;甘草和中,兼可调和诸药。方中泽泻甘淡性寒,直达肾与膀胱,利水渗湿;茯苓、猪苓之淡渗,增强利水渗湿之力。桂枝能入膀胱温阳化气,故可助利小便之功;茵陈苦泄下降,功专清热利湿退黄;椒目辛温,配防己、葶苈子攻逐水饮,前后分消;熟地黄、仙灵脾补肾益精;党参、焦六神曲健脾益气,消食,助脾升降气机。火针围刺以温通之法,刺激机体,增加人体阳气,激发经气,调节脏腑功能,使经络通、气血行。通过针刺将火针之热力直接导入人体,在针刺部位直接刺激腧穴或经脉,温通经络,激发脏腑阳气,鼓舞经脉血气运行,达到经络通畅、气血调和之功效。火针针孔可开启经脉脉络之门,给外邪以出路,无邪则温补,有邪则胜邪,具有祛除寒邪、补益阳气的作用。

案例2

患者女性,31岁。间歇性剑突下疼痛3个月余,病理诊断示:胃弥漫性浸润性低分化腺癌。行手术治疗后1个月余,腹部出现腹水,于外院行腹腔引流后,腹部胀满疼痛减轻,为求中医治疗来我处就诊。

2019年6月18日初诊。症见:神疲乏力明显,腹胀满疼痛、膨隆,腹部可见表浅静脉曲张,双下肢水肿。舌淡胖,苔白,脉沉细。

西医诊断:胃癌术后,腹水。

中医诊断:臌胀(脾肾阳虚)。

治法:温补脾肾,化气行水。

方药:已椒苈黄汤合金匮肾气丸加减。

黄 芪 30g	何首乌 15g	仙 茅 12g
酒当归 15g	山 药 15g	防 己 9g
仙灵脾 15g	黑顺片 9g	熟地黄 15g
桂 枝 12g	肉苁蓉 20g	巴戟天 15g
花椒目 10g	红景天 10g	葶苈子 20g
茯 苓 30g	炒白术 30g	党 参 24g
炙甘草 9g	猪 苓 30g	泽 泻 10g

煎服法:14剂,每日1剂,水煎,分2次温服。

外治:①大椎、胃俞、脾俞、肾俞、三阴交、足三里、血海,平补平泻,隔日针刺,每次留针30分钟。②每日艾灸以上穴位。③大黄、芒硝、肉桂、甘遂研末用温开水调成糊状,外敷于神阙、中脘、气海、关元穴处固定,每日敷12小时,10日为1疗程。

第1疗程针灸结束后,抽腹水800ml。如期按诊疗方案治疗4个疗程及外用、内服中药后腹水渐渐消退,效不更方。并予心理疏导,嘱饮食调理,提高自勉力及自信心。

讨论:方中黑顺片大辛大热,温阳补火;桂枝辛甘而温,温通阳气,二药相合,补肾阳,助气化,熟地黄滋阴补肾生精,配伍蒸萸肉、山药、白术补肝养脾益精;泽泻、茯苓、猪苓利水渗湿;椒目、防己、葶苈子攻逐水饮,前后分消;仙茅、肉苁蓉、巴戟天、仙灵脾温肾壮阳;炙甘草调和诸药。中医外治采用针刺之法,隔日针刺大椎、胃俞、脾俞、肾俞、三阴交、足三里、血海。大椎穴为手足三阳及督脉之会,经气过此循督脉上传头顶,配足三里可提高机体免疫力;胃俞、脾俞、肾俞三个背俞穴,为胃、脾、肾之气输注于腰背部的俞穴;取脾经三阴交及血海,三阴交为足三阴经(肝经、脾经、肾经)的交会穴,血海为脾经气血聚集之处,皆可可调补肝、脾、肾三经气血。针刺艾灸以上穴位可温补脾肾,化气行水。大黄、芒硝、肉桂、甘遂研末用温开水调成糊状外敷脐周,芒硝消肿止痛,血不利则为水,大黄走血分,推陈出新,利水消肿,肉桂温通血脉,甘遂利水消肿,全方共奏利水消肿之功。

第六节　呃　逆

呃逆是以喉间呃呃连声、声短而频、难以自止为主症的病证。呃逆的发生主要与饮食不当、情志不畅、正气亏虚有关。基本病机是气逆动膈。

本病可见于西医学的单纯性膈肌痉挛、胃肠神经官能症、胃炎、胃癌、肝硬化晚期、脑血管病、尿毒症,以及胸、腹部手术后等疾病中。

【辨证治疗】

1. 胃寒积滞证

主要症状:呃声沉闷有力,得热则减,遇寒则甚,口淡不渴。舌淡苔白润,脉迟缓或弦紧。

治法:温中散寒,降逆止呃。

选穴:膈俞(双侧)、内关(双侧)、中脘、足三里(双侧)、胃俞(双侧)。

治疗手法:①内关直刺0.5~1寸,中脘直刺0.5~1寸,足三里直刺1~2寸,胃俞斜刺0.5~0.8寸,行平补平泻法,留针20分钟,留针期间行针2~3次。针刺后中脘、胃俞再用艾条温和灸30分钟,以局部皮肤潮红为度;②膈俞穴常规消毒后用三棱针在穴位处点刺2~3下,然后拔罐,留罐10分钟。

疗程:每日针刺1次,7日为1疗程。刺血拔罐隔日治疗1次,1~3次为1疗程。

方解:膈俞和胃俞均为足太阳膀胱经腧穴,膈俞为八会穴之血会,胃俞为胃之背俞穴;本病病位在膈,故不论何种呃逆,均可用膈俞利膈止呃;内关穴通阴维,且为手厥阴心包经络穴,可宽胸利膈,畅通三焦气机,为降逆要穴;中脘属任脉,任脉、手太阳与少阳、足阳明之会,既是胃之募穴,又是八会穴之腑会;足三里为足阳明胃经之合穴,也是胃的下合穴,亦为保健要穴,有健脾和胃、补中益气、扶正祛邪、通经活络之效。配合使用共奏温中散寒、降逆止呃之功。

2. 胃火上逆证

主要症状:呃声连作,洪亮有力,冲逆而出,口臭烦渴,多喜冷饮,大便秘结,小便短赤。舌红苔黄燥,脉滑数。

治法:清胃泄热,降逆止呃。

选穴:膈俞(双侧)、内关(双侧)、中脘、足三里(双侧)、胃俞(双侧)、内庭(双侧)。

治疗手法:①膈俞斜刺 0.5~0.8 寸,内关直刺 0.5~1 寸,中脘直刺 0.5~1 寸,足三里直刺 1~2 寸,胃俞斜刺 0.5~0.8 寸,内庭直刺 0.5~0.8 寸,行平补平泻法,留针 15 分钟,留针期间行针 2~3 次。②三棱针点刺:在商阳穴部位上下推按,使血液聚集穴部,经消毒后,左手拇、示、中三指夹紧施术部位,右手持三棱针对准穴位迅速刺入 3mm 左右,立即出针,轻轻按压针孔周围,使少许出血,然后用消毒干棉球按压针孔。厉兑穴用三棱针行点刺出血,方法同上。

疗程:每日针刺 1 次,7 日为 1 疗程。三棱针每日或隔日治疗 1 次,1~3 次为 1 疗程,出血量多者每周 1~2 次,一般每次出血数量以 15 滴左右为宜。

方解:膈俞、胃俞、内关、中脘、足三里见前文。内庭为足阳明胃经荥穴,有清降胃火、通涤腑气之效。配合使用共奏清胃泄热,降逆止呃之功。

3. 肝气郁滞证

主要症状:呃逆连声,常因情志不畅而诱发或加重,胸胁满闷。舌苔薄白,脉弦。

治法:顺气解郁,和胃降逆。

选穴:膈俞(双侧)、内关(双侧)、膻中、太冲(双侧)。

治疗手法:膈俞斜刺 0.5~0.8 寸,内关直刺 0.5~1 寸,膻中平刺 0.3~0.5 寸,太冲直刺 0.5~0.8 寸,行平补平泻法,留针 15 分钟,留针期间行针 2~3 次。

疗程:每日针刺 1 次,7 日为 1 疗程。

方解:膈俞、内关见前文。太冲为足厥阴肝经的原穴,有平肝潜阳、疏肝解郁之效;膻中穴近膈,又为气会,功擅理气降逆,气调则呃止。配合使用共奏顺气解郁、和胃降逆之功。

4. 脾胃阳虚证

主要症状:呃声低长无力,泛吐清水,喜温喜按。舌质淡,苔薄白,脉细弱。

治法：温补脾胃，降逆止呃。

选穴：膈俞、内关（双侧）、中脘、足三里（双侧）、脾俞、胃俞。

治疗手法：①膈俞斜刺 0.5~0.8 寸，内关直刺 0.5~1 寸，中脘直刺 0.5~1 寸，足三里直刺 1~2 寸，行补法，留针 20 分钟，留针期间行针 2~3 次。②艾灸：中脘、足三里、脾俞、胃俞针灸后施雀啄手法 30 分钟，以皮肤有红晕为度。

疗程：每日针刺 1 次，7 日为 1 疗程。艾灸每日 1 次，10 日为 1 疗程。

方解：膈俞、内关、中脘、足三里、胃俞见前文。脾俞为足太阳膀胱经腧穴，亦为脾之背俞穴，具有健脾和胃、利湿升清之效。配合使用共奏温补脾胃、降逆止呃之功。

5. 胃阴不足证

主要症状：呃声短促而不得续，口干咽燥，烦躁不安，不思饮食，或少食即胀，大便干结。舌质红，苔少而干，脉细数。

治法：益胃生津，降逆止呃。

选穴：膈俞、内关（双侧）、中脘、足三里（双侧）、胃俞、三阴交（双侧）。

治疗手法：①膈俞斜刺 0.5~0.8 寸，内关直刺 0.5~1 寸，中脘直刺 0.5~1 寸，足三里直刺 1~2 寸，胃俞斜刺 0.5~0.8 寸，三阴交直刺 1~1.5 寸，行补法，留针 30 分钟，留针期间行针 2~3 次。②足三里、三阴交针刺后，施雀啄手法 30 分钟，以皮肤有红晕为度。

疗程：每日针刺 1 次，7 日为 1 疗程。艾灸每日 1 次，10 日为 1 疗程。

方解：膈俞、内关、中脘、足三里、胃俞见前文。三阴交为足太阴脾经、足少阴肾经、足厥阴肝经交会之处，具有健脾益血、调补肝肾之效。配合使用共奏益胃生津、降逆止呃之功。

6. 气滞血瘀证

主要症状：胸腹部手术后，呃逆频作，胸腹胀满或疼痛，大便不通，矢气不排。舌紫暗，苔黄腻或干，脉弦涩。

治法：行气活血，降逆止呃。

选穴：膈俞、内关（双侧）、中脘、足三里（双侧）、血海（双侧）、膻中。

治疗手法：①内关直刺 0.5~1 寸，中脘直刺 0.5~1 寸，足三里直刺 1~2 寸，血海直刺 1~1.5 寸，膻中平刺 0.3~0.5 寸，行平补平泻法，留针 20 分钟，留针期间行针 2~3 次。②膈俞穴常规消毒后用三棱针在穴位处点刺 2~3 下，然后用闪火拔罐法拔罐，以出血 1~2ml 为宜。

疗程：每日针刺 1 次，7 日为 1 疗程。刺血拔罐隔日治疗 1 次，1~3 次为 1

疗程。

方解：膈俞、内关、中脘、足三里、膻中见前文。血海穴属于足太阴脾经，是治疗血症的要穴，具有活血化瘀、补血养血、引血归经之功效。配合使用共奏行气活血、降逆止呃之功。

其他治疗：

（1）穴位贴敷法：吴茱萸 10g，研细末，用醋调成膏状，敷于双侧涌泉穴，胶布或伤湿止痛膏固定。

（2）穴位按压：攒竹、天宗、内关、膈俞、乳根、翳风、鱼腰、天突。任取一穴，用拇指或中指用力按压，以患者能耐受为度，连续按揉 1~3 分钟，同时令患者深吸气后屏住呼吸，常能立即止呃。

【注意事项】

1. 针灸对于单纯性膈肌痉挛可即刻见效；对于反复发作的慢性、顽固性呃逆，应积极查明并治疗原发病。

2. 平时应避免冷空气的突然刺激，正气不足、脾胃虚寒的患者应少食寒凉食物，最好戒除烟酒。

【医案】

案例 1

患者孙某，女，55 岁。2019 年 1 月 9 日初诊。呃逆，声沉缓有力，声响，因吃凉饭后发病，起初饮热水后稍轻，外出遇风后复加重 5 日。经检查无异常，曾服甲氧氯普胺（胃复安）、多潘立酮片（吗丁啉）等药物治疗无效。患者呃逆声音沉缓有力，得热痛减，遇冷加重，精神正常，口不渴，苔白，脉迟缓。

西医诊断：胃肠功能紊乱。

中医诊断：呃逆（寒气犯胃，胃失和降之胃中寒冷型）。

治则：温中祛寒，降逆平呃。

外治：初诊取穴攒竹透鱼腰、内关、中脘、足三里、风池，其中攒竹透鱼腰后单方向滞针强刺激，其余穴位加灸法，留针 30 分钟，每日 1 次。治疗 1 次后，呃声立即停止，回家后复发。原方继续治疗 5 次，呃逆完全停止，嘱其勿食生冷，注意受凉。随访未发。

按语：患者因使用生冷而发，后因受凉而加重，结合舌脉之象，辨证为胃中寒冷所致；故治疗温中祛寒，降逆平呃。处方中攒竹属足太阳膀胱经穴，可治经脉所过治病，肾经与膀胱经相表里，足少阴肾经循行中有"其直着，从肾上贯肝膈,入肺中,循喉咙";内关为心包经络穴,可宽胸利膈,畅通气机,中脘、足三里和胃降逆,不论胃腑寒热虚实所致的胃气上逆动膈者用之均宜;风池属胆经,《灵枢·经脉》言"胆足少阳之脉……其支者,别锐眦……以下胸中,贯膈,络肝……横入髀厌中",以上诸穴配合,经脉所过,主治所及而愈。

案例 2

　　患者李某,男,65 岁。2020 年 3 月 2 日就诊。患者因胃痛伴呃逆半个月入院,入我院消化内科诊断慢性胃炎、胃溃疡,胃镜见小出血灶,西药常规治疗,呃逆加重,伴呕吐,呕吐物色红,不能进食,食后即吐,饮冷水后可缓解,复加重,会诊呃声洪亮,连续而出,口臭烦渴,喜冷饮,便秘尿赤,舌苔黄燥,脉滑数。

　　西医诊断:胃溃疡伴出血

　　中医诊断:呃逆(燥热内盛,胃火上逆)。

　　治则:清胃降火,和中降逆。

　　外治:初诊取穴攒竹透鱼腰、内关、中脘、足三里,其中攒竹透鱼腰高频率泻法,中脘用泻法,其余用平补平泻法,针刺后 5 分钟,症状加重伴呕吐,色红,遂加刺双侧天枢泻法,症状缓解,留针 40 分钟,每日 1 次。治疗 3 次后缓解,呃逆时作时止,又针刺 7 日愈,大小便及舌苔脉象正常,半月后复查大便常规无隐血。随访半年未发。

　　按语:患者燥热内盛,胃火上逆,故呃声洪亮,有力;胃热伤津,故口臭烦渴,喜冷饮,津伤肠燥,故便秘尿赤;舌苔黄燥、脉滑数为胃热内盛之象。初次治疗用攒竹透鱼腰高频率泻法治标欲收奇效,反而引起症状突然加重,后加天枢调整气机后症状缓解,内关畅通气机,中脘、足三里和胃降逆。该患者胃溃疡伴呃逆,失治引起胃部出血,此属急症范围,胃部出血本为标,又因胃火炽盛,上逆,如用止血之法,胃热进一步加重,症状更重,需缓图之,解决胃热问题则其他问题迎刃而解。

第七节　呕吐(放、化疗后恶心呕吐)

　　呕吐是以胃中之物从口中吐出为主症的病证。古代文献以有声无物谓之呕,有物无声谓之吐。因两者常同时出现,故称呕吐。其发生与外邪犯胃、饮食不节、情志失调、体虚劳倦等多种因素有关。基本病机是胃失和降,气逆于上。

呕吐可见于西医学的胃神经官能症、急性或慢性胃炎、胃扩张、贲门痉挛、幽门痉挛等疾病或恶性肿瘤放、化疗等情况。恶心呕吐是放、化疗常见的不良反应。

【辨证治疗】

1. 寒邪客胃证

主要症状:发病急,呕吐量多,呕吐清水或痰涎,食入乃吐,大便溏薄,喜暖畏寒。舌淡苔白,脉迟。

治法:散寒解表,化浊和中。

选穴:内关(双侧)、公孙(双侧)、中脘、足三里(双侧)

治疗手法:内关直刺 0.5~1 寸,公孙直刺 0.6~1.0 寸,足三里直刺 1~2 寸,中脘直刺 0.5~1 寸,行平补平泻法,留针 20 分钟,留针期间行针 2~3 次,针刺结束后再用艾条灸中脘穴,温和灸 30 分钟,以局部皮肤潮红为度。

疗程:每日针刺 1 次,7 日为 1 疗程。艾灸每日 1 次,10 次为 1 疗程。

方解:胃之募穴中脘与胃之下合穴足三里疏利气机,和胃降逆。内关是手厥阴心包经的络穴,通阴维脉,手厥阴经下膈历络三焦,阴维脉主一身之里,故有通调上、中、下三焦气机作用,是治疗呕吐之效穴。公孙乃足太阴之络穴,联络足阳明胃经,通冲脉,是八脉交会的要穴,针刺公孙穴具有补脾和胃的作用。

2. 热邪内蕴证

主要症状:食入即吐,呕吐酸苦热臭,大便燥结,口干而渴,喜寒恶热。舌红苔黄,脉数。

治法:祛热散邪,和胃降逆。

选穴:内关(双侧)、公孙(双侧)、中脘、商阳(双侧)、厉兑(双侧)

治疗手法:①内关直刺 0.5~1 寸,公孙直刺 0.6~1.2 寸,中脘直刺 0.5~1 寸,行平补平泻法,留针 15 分钟,留针期间行针 2~3 次。②三棱针点刺:在商阳穴部位上下推按,使血液聚集穴部,经消毒后,左手拇、示、中三指夹紧施术部位,右手持三棱针对准穴位迅速刺入 3mm 左右,立即出针,轻轻按压针孔周围,使少许出血,然后用消毒干棉球按压针孔。厉兑穴用三棱针行点刺出血,方法同上。

疗程:每日针刺 1 次,7 日为 1 疗程。三棱针放血隔日治疗 1 次,1~3 次为 1 疗程。

方解:内关、中脘、公孙见前文。商阳为手阳明大肠经穴,手阳明大肠经与手太阴肺经相表里,商阳为五输穴中的井穴,配五行属金,有宣肺解表、泄热开窍的功效。厉兑穴为胃之井穴,有泄热的作用,在厉兑穴点刺放血可以起到清泄胃火的效果。两穴为同名经取穴,可以加强疗效。

3. 肝气犯胃证

主要症状:呕吐多在食后精神受刺激时发作,吞酸,频频嗳气,平时多烦善怒。苔薄白,脉弦。

治法:疏肝理气,和胃降逆。

选穴:内关(双侧)、中脘、太冲(双侧)、合谷(双侧)。

治疗手法:内关直刺 0.5~1 寸,中脘直刺 0.5~1 寸,太冲直刺 0.5~0.8 寸,合谷直刺 0.5~0.8 寸,行平补平泻法,留针 15 分钟,留针期间行针 2~3 次。

疗程:每日针刺 1 次,7 日为 1 疗程。

方解:内关、中脘见前文。太冲是足厥阴肝经的原穴和五输穴的输穴,为肝经原气所居之处,有疏肝理气、通络和血之功。合谷为手阳明大肠经的原穴,具有通经活络,调理气血的作用。太冲、合谷为四关穴,具有很好的疏肝解郁、理气和血的作用。配合中脘、内关有疏肝解郁、和胃降逆止吐之功。

4. 痰饮内阻证

主要症状:呕吐清水痰涎,脘闷纳差,头眩心悸。舌淡胖,或有齿痕,苔白腻,脉滑。

治法:温中化饮,和胃降逆。

选穴:内关(双侧)、中脘、阴陵泉(双侧)、丰隆(双侧)。

治疗手法:内关直刺 0.5~1 寸,中脘直刺 0.5~1 寸,阴陵泉直刺 1~2 寸,丰隆直刺 1~1.5 寸,行平补平泻法,留针 15 分钟,留针期间行针 2~3 次。针刺结束后再用艾条灸阴陵泉、丰隆,温和灸 30 分钟,以局部皮肤潮红为度。

疗程:每日针刺、艾灸各 1 次,7 日为 1 疗程。

方解:内关、中脘见前文。阴陵泉是足太阴脾经的合穴,有健脾理气、通经活络的作用。丰隆为足阳明胃经之络穴,有健脾化痰、和胃降逆的作用。四穴共奏温中化饮、和胃降逆之功。

5. 饮食停滞证

主要症状:因暴饮暴食而呕吐酸腐,脘腹胀满,嗳气厌食。舌淡苔厚腻,脉滑实。

治法:消食化滞,和胃降逆。

选穴:内关(双侧)、中脘、内庭(双侧)、梁门(双侧)、天枢(双侧)。

治疗手法：内关直刺 0.5~1 寸，中脘直刺 0.5~1 寸，内庭斜刺 0.5~0.8 寸，梁门直刺 0.8~1.2 寸，天枢直刺 1~1.5 寸，行平补平泻法，留针 15 分钟，留针期间行针 2~3 次。针刺结束后，中脘、天枢穴拔罐 15 分钟。

疗程：每日针刺 1 次，7 日为 1 疗程。

方解：内关、中脘见前文。内庭为足阳明胃经五输穴之荥穴，有和胃降逆、通肠化滞、清热的作用。梁门属足阳明胃经，有和胃理气、健脾调中、消滞的作用。天枢为大肠募穴，调和肠胃气机、调理脾胃。诸穴相配具有消食化滞、和胃降逆之功。

6. 脾胃虚寒证

主要症状：起病缓慢，病程较长，时作时止，吐出物不多，腐臭味不甚，泛吐清水，面色无华，倦怠乏力。舌淡苔薄，脉弱无力。

治法：温中健脾，和胃降逆。

选穴：中脘、足三里（双侧）、阴陵泉（双侧）、胃俞（双侧）、脾俞（双侧）。

治疗手法：①中脘直刺 0.5~1 寸，足三里直刺 1~2 寸，阴陵泉直刺 1~2 寸，胃俞斜刺 0.5~0.8 寸，脾俞斜刺 0.5~0.8 寸，行补法，留针 20 分钟，留针期间行针 2~3 次。针刺结束后，再用艾条灸中脘、胃俞、脾俞，温和灸 30 分钟，以局部皮肤潮红为度。②火针治疗：脾俞、胃俞、足三里、中脘穴部位消毒；对针体消毒，点燃酒精灯，将中粗火针的针根沿针体到针尖连续移动烧红，火针迅速刺入穴位后立即拔出。

疗程：每日针刺、艾灸 1 次，7 日为 1 疗程。火针为 2~3 日 1 次，3~5 次为 1 疗程。

方解：中脘、足三里、阴陵泉、脾俞、胃俞见前文。

其他治疗

(1)耳针法：取胃、贲门、食道、交感、神门、脾、肝，用埋针法或压豆法，每日按揉 3~4 次。

(2)穴位注射法：足三里。用盐酸甲氧氯普胺注射液，每穴注射 0.5~1ml，每日或隔日 1 次。

(3)穴位贴敷：丁香、旋覆花、半夏、肉桂、郁金(陈卫建教授经验方)等量打粉，陈醋调敷后取中脘、神阙穴位调敷，每次敷 6~12 小时，每日 1 次。

【注意事项】

1. 恶心呕吐患者服药困难，中医外治法更适用，针灸、穴位贴敷效果良好，并且使用方便，起效快，但上消化道严重梗阻、肿瘤引起的呕吐以及脑源性呕吐，只能做对症处理，应重视原发病的治疗。

2. 治疗期间注意饮食调节和情绪稳定。

【医案】

李某,女,70 岁,2019 年 5 月 20 日初诊。呕吐 1 周。刻诊:面色白,食欲不振,恶心,呕吐,脘腹疼痛,出虚汗,倦怠无力,大便溏薄,小便发黄,舌苔白厚腻,脉象沉滑。

辨证为脾胃虚弱,痰浊内阻之证。治宜健脾和胃,降逆止呕。

取穴:中脘、气海、合谷(双侧)、内关(双侧)、足三里(双侧)、公孙(双侧)、率谷(双侧)、印堂。

操作方法:患者取仰卧位,毫针直刺中脘、气海穴 1 寸,局部产生酸胀感后留针 20 分钟;合谷直刺 0.5~1 寸,行捻转或提插泻法,手呈半握拳状,留针 20 分钟,留针期间行针 2~3 次;内关直刺 0.5~1 寸,足三里直刺 1~2 寸,公孙直刺 0.6~1.2 寸,率谷平刺 0.5~0.8 寸,印堂平刺 0.3~0.5 寸,行平补平泻法,留针 20 分钟,留针期间行针 2~3 次。

疗程:每日针刺 1 次,7 日为 1 疗程。

治疗结束后患者胃脘不适减轻,呕吐次数减少,连续治疗 6 次后,患者呕吐症状消失,精力较前充沛,胃纳好转,脘腹疼痛消失。

按语:呕吐为内科常见病之一,主要由于胃失和降、气逆于上,迫使胃内容物从口而出,可出现在许多疾病的过程中,针灸治疗呕吐有确切的疗效,尤其是急性呕吐见效较快。实证多见于外邪犯胃、饮食停滞、肝气犯胃、痰饮内阻,前两者所致多表现为突然发病,后两者所致则反复发作。虚证多见于脾胃气虚、脾胃阳虚及胃阴不足,多见呕吐时作时止,伴有恶寒怕冷或口舌干燥或倦怠乏力等不同症状。虚证之间常可以相互转化或相互兼夹。治疗呕吐时,当以和胃降逆为原则,但临床治疗中必须要审证求因,具体情况具体运用。一般暴病呕吐多属邪实,治宜祛邪为主;久病呕吐多属正虚,治疗以扶正为主。一般实证易治,虚证及虚实夹杂者,病程长,且易反复发作,较为难治。上消化道严重梗阻、癌肿引起的呕吐以及脑源性呕吐等,有时只能对症处理,应重视原发病的治疗。

第八节　骨髓抑制

骨髓抑制,是指化学治疗和放射治疗以及许多其他抗肿瘤治疗方法导致正常骨髓细胞受抑,表现为白细胞、红细胞、血红蛋白、血小板下降,严重的骨髓抑制是肿瘤科急症之一。

本病属于中医"虚劳"范畴,病因病机为药物、放射线等损伤脾肾,导致气血生化无源。治宜调气血、补脾肾。陈卫建教授在临床常用中医外治法综合治疗骨髓抑制取得了一定的疗效。

1. 白细胞减少

主要症状:头晕乏力,烦躁汗出,或见恶寒、发热、口腔溃疡等。

治法:补卫阳。

选穴:足三里(双侧)、中脘、关元、气海、命门、血海(双侧)、三阴交(双侧)、脾俞(双侧)、肾俞(双侧)、膈俞(双侧)。

治疗手法:①常规消毒后选 1.5 寸毫针直刺足三里、血海、三阴交 1 寸左右,选 1 寸毫针针刺脾俞、肾俞、膈俞时向脊柱方向成 45° 角进针,斜刺 0.5 寸左右。针刺上述穴位,待患者出现酸麻胀感后,施以提平补平泻手法,留针 30 分钟,并隔10 分钟行针 1 次,1 日 1 次,下肢穴位与背部俞穴隔日交替施术,14 日为 1 疗程。②艾灸:足三里、中脘、关元、气海、命门,施温和灸手法每穴 30 分钟,以皮肤红晕为度。③刮痧:暴露患者背部,将膈俞、脾俞、肾俞部位清洁消毒,均匀涂上刮痧介质,手持刮痧工具轻轻向下顺刮或从内向外反复刮动,逐渐加重,注意沿同一方向刮,力量要均匀,采用腕力,一般刮 10~20 次,以出现紫红色斑点或斑块为度。

疗程:针刺、艾灸每日 1 次,10 日为 1 疗程。刮痧 3~5 次为一个疗程,3~5 日一次。

方解:肿瘤系消耗性疾病,易损及气血,加上使用化疗药物使气血更加虚损,脏腑功能失调。"脾为后天之本,气血生化之源",足三里为足阳明胃经之合穴,多气多血,为治疗慢性虚损证候的强壮穴,针刺足三里能疏通经络,调理脾胃,使气血生化有源;中脘属奇经八脉之任脉,为任脉、手太阳、手少阳、足阳明之会,既是胃之募穴,又是八会穴之腑会,具有和胃健脾之功;关元属任脉,为足三阴、任脉之会,是小肠募穴,有培补元气之效;气海归属任脉,位于腹正中线脐下 1.5 寸,具有益气助阳、调经固经之效,为保健要穴;命门归属督脉,为元气之根本、生命之门户,具有培元固本之效;血会膈俞为生血之要穴,血海亦有生血作用;三阴交为肝、脾、肾三经交会穴,具有补精血、益精髓、理中焦的作用,该穴是平衡阴阳的要穴,能使失衡脏腑达到新的平衡;针刺脾俞能使脾健运,将水谷精微输布全身,五脏六腑得以滋养;"肾为先天之本",主骨生髓,肾精旺盛,骨髓充盈,而肾精又能化血,针刺肾俞可壮肾阳,滋肾水,有利于气血的生成。配合使用共奏补益肝肾、扶助正气之功。

2. 贫血

主要症状：面色苍白，头晕乏力，纳差，多梦失眠，烦躁汗出。

治法：健脾和胃，益气养血。

选穴：中脘、关元、膈俞（双侧）、足三里（双侧）、三阴交（双侧）、肾俞（双侧）、肝俞（双侧）、悬钟（双侧）。

治疗手法：艾灸上述诸穴，施温和灸手法每穴 30 分钟以上，用艾条点燃的一端在施灸部位施灸，以皮肤红晕为度。

疗程：艾灸每日 1 次，10 日为 1 疗程。

方解：中脘、关元、膈俞、足三里、三阴交、肾俞同上。肝俞属足太阳膀胱经，为肝之背俞穴，能够疏肝理气；而悬钟别名绝骨，属足少阳胆经，为八会穴之髓会，具有疏通经络、行气活血之效。配合使用共奏健脾和胃、益气养血之功。

3. 血小板减少

主要症状：头痛、头晕、乏力，或见牙龈出血、皮肤出血、便血、尿血等。

治法：益气固摄止血。

选穴：膈俞、血海（双侧）、气海、后背部结节。

治疗手法：①艾灸：膈俞、血海、气海，施雀啄手法每穴 30 分钟以上，以皮肤红晕为度。②后背部结节常规消毒后用三棱针点刺 2~3 下，然后用闪火拔罐法拔罐，留罐 10 分钟。

疗程：艾灸每日 1 次，10 日为 1 疗程。刺血拔罐隔日治疗 1 次，1~3 次为 1 疗程。

方解：血会膈俞为生血之要穴，血海亦有生血作用；气海归属任脉，位于腹正中线脐下 1.5 寸，具有益气助阳、调经固经之效，为保健要穴。配合使用共奏益气固摄止血之功。

其他治疗

(1)电针法：以电针作为治疗手段的临床研究中，单穴常取膈俞或足三里，双穴采用足三里配三阴交，刺激量常以患者耐受为度。电针治疗常用的两种波形是疏密波和连续波。

(2)穴位注射、刺血拔罐及穴位贴敷：可有效改善化疗后骨髓抑制。穴位注射常用穴包括足三里和血海，常用药物包括地塞米松、黄芪注射液、维生素 B_1、维生素 B_{12} 和重组人粒细胞集落刺激因子等。

【注意事项】

针灸用于减缓放、化疗反应效果较好。若在放、化疗前进行针灸治疗，效果更明显。

【医案】

案例1

患者严某,女,65 岁。2020 年 9 月 21 日初诊。

主诉:结肠恶性肿瘤化疗后 7 日,发热半日。

现病史:患者于 2019 年 12 月无明显诱因下出现便血,于我院检查肠镜显示升结肠癌伴出血、结肠多发息肉、内痔;病理提示(升结肠)中分化腺癌、(乙状结肠)增生性息肉;腹部 CT 提示肝脏低密度。诊断为结肠腺癌伴肝转移瘤。后患者至浙江某医院就诊,腹部 CT 提示"结肠肝区结肠癌,伴肠周、肠系膜根部多发肿大淋巴结转移,肝 S5、S7 转移考虑"。肠镜活检行基因检测 KRAS 基因第 2 外显子突变,NRAS、BRAF 未见突变。于 2020 年 1 月 13 日行卡培他滨(希罗达)联合奥沙利铂(XELOX)方案 + 贝伐珠单抗方案化疗共 8 次,其间 4 月 14 日因不全性肠梗阻停用贝伐珠单抗。5 月 14 日行右半结肠癌扩大根治术 + 肝癌切除术 + 肠系膜上静脉部分切除 + 肠系膜上静脉再植 + 肠粘连松解术,术后出现感染发热、肝脓肿、胸水及腹水,经对症抗感染、引流术后好转。7 月 24 日、8 月 7 日再行 2 次化疗,方案同前,评估病情:病情进展(PD)。于 8 月 27 日改方案为伊立替康 + 亚叶酸钙 + 氟尿嘧啶(FOLFIRI)方案 + 贝伐珠单抗化疗 2 周期,末次化疗时间为 2020 年 9 月 12 日。其间出现 II 度白细胞减少,予重组人粒细胞刺激因子注射液(吉粒芬)后改善,现为第 2 周期化后第 7 日,无明显诱因出现发热,自测体温 38.7℃,WBC 1.7×10^9/L 神疲乏力,头晕,腰膝酸软,无恶寒寒战,无汗出,无咳嗽咳痰等不适,食欲较正常减少 25%,大便软,近 1 个月体重增加 2kg。舌质淡胖边有齿痕,苔白,脉沉细弱。

西医诊断:结肠恶性肿瘤,白细胞减少。

中医诊断:虚劳(脾肾阳虚)。

治法:温补脾肾。

方药:右归丸加减。

黄　芪 30g	党　参 15g	麸炒白术 15g	鹿角胶(烊化)9g
黑顺片(先煎)15g	菟丝子 15g	山茱萸 15g	山　药 30g
熟地黄 15g	当　归 15g	杜　仲 15g	炙甘草 9g
炒鸡内金 10g			

煎服法:3剂,水煎温服。

外治:①足三里、中脘、关元、气海、命门,温和灸,每日每穴灸30分钟以上;②膀胱经刮痧。

予上述方药3剂配合外治法治疗后,患者白细胞升高至9.9×10^9/L,后继续其化疗方案。

案例2

患者陈某,男,45岁。2020年9月1日初诊。

主诉:确诊前列腺癌11年,乏力纳差1个月余。

现病史:患者2009年单位体检发现PSA升高,当时感排尿不畅,无血尿、腰痛,无盗汗、消瘦,无潮热等明显不适。2009年1月8日外院B超示前列腺增生,回声不均,边界清。2009年10月16日至某医院就诊,查PSA 13.1ng/ml,10月20日于B超引导下行前列腺穿刺引流术,病理提示前列腺癌。2009年10月28日在全麻下行"会阴部放射粒子植入",后予注射用醋酸曲普瑞林(达菲林)、比卡鲁胺片(康士得)治疗,定期门诊复查,病情稳定。2年前患者逐渐出现腰背部隐痛,至某医院行ECT示右侧肩胛骨、左侧第1/6前肋骨代谢异常,转移不除外;右侧胫骨中上段骨代谢异常增强,与前片相仿。完善检查,诊断为骨继发恶性肿瘤。予醋酸戈舍瑞林缓释植入剂(诺雷德)、注射用醋酸亮丙瑞林微球(抑那通)、氟他胺治疗,因PSA持续升高,考虑转移性去势抵抗性前列腺癌,2019年9月25日起改服阿比特龙治疗。6个月前患者出现双下肢、腰背部持续隐痛,逐渐加重,予塞来昔布胶囊(西乐葆)止痛,效果不佳,就诊于我院,予羟考酮缓释片止痛。住院期间患者出现腹痛腹胀,排便不畅,伴腰背部持续疼痛,诊断为"肠梗阻、腹腔感染,癌痛",予抗感染、补液、营养支持治疗,予芬太尼透皮贴4.2mg每72小时一次止痛,停阿比特龙,后症状缓解。2020年4月30日腹部B超示:脾门处等回声结节,建议必要时进一步检查,肝区回声改变,肝囊肿,肝内胆管结石,前列腺增生。5月21日胸部CT示:①慢性支气管炎、肺气肿,左肺炎症,两肺多发肺大疱,与2020年5月12日影像相仿。②两肺增殖灶。③两侧少许胸膜反应。7月7日头颅CT示:①考虑右侧额顶部脑膜瘤,建议脑MR增强扫描。②右侧基底节区腔性梗死灶。老年脑改变。近1个月来,患者乏力、纳差明显加重,有发热,咳嗽咳痰,痰黏不易咯出,进食后易吐。近期查RBC 2.58×10^{12}/L,Hb 79g/L。患者意识淡漠,反应迟钝,进食量较前减少75%,夜寐可,大便干结,小便畅,近1个月内体重无明减轻。舌淡嫩,脉细弱。

西医诊断：前列腺恶性肿瘤，贫血。

中医诊断：虚劳（脾胃虚弱）。

治法：健脾和胃，益气养血。

方药：

党　参15g	黄　芪30g	赤石脂30g	茯　苓15g
当　归15g	炒鸡内金15g	麸炒白术30g	炒陈皮12g
炙甘草9g			

煎服法：7剂，水煎温服。

外治：中脘、关元、膈俞、足三里、三阴交、肾俞、肝俞、悬钟。温和灸，每穴灸30分钟以上。

予上方7剂，配合外治法和西医升红细胞治疗后，患者红细胞较前升高，继续住院治疗中。

案例3

患者闻某，男，74岁。2020年9月2日初诊。

主诉：确诊前列腺恶性肿瘤1年余，血小板减少2个月余。

现病史：患者2019年5月7日无明显诱因下出现排尿困难，无肉眼血尿，无尿频尿痛，无恶寒发热，无头晕头痛，无腹痛腹泻等，到浙江省某医院就诊，予导尿处理后排尿正常，进一步检查提示前列腺占位，病理活检提示前列腺恶性肿瘤（未见报告）。2019年5月10日于泌尿内科就诊，予口服比卡鲁胺片（康士得）、盐酸特拉唑嗪片（高特灵），并使用注射用醋酸亮丙瑞林微球（抑那通）、曲普瑞林治疗（具体剂量不详），病情评估不详，2019年11月13日—2020年1月3日共放疗36次，具体方案不详。2020年1月2日查PSA下降至1.536ng/ml，2020年3月24日复查PSA升至20.950ng/ml，2020年3月28日前列腺MR示：对照2019年6月17日MR移行带及左侧外周带内病灶退缩，左外周带及精囊见少许病灶残余，盆腔内淋巴结明显减少，左侧髂骨转移瘤。2020年4月2日骨ECT示：全身骨骼显像清晰，颅骨、两侧肱骨、双侧肩胛骨、双侧锁骨、多根肋骨、数个胸椎、L_2椎体、双侧股骨上段、右侧髋臼散在分布示踪剂局灶性浓聚，余部位骨骼未见明显异常浓聚或稀疏缺损区，多发异常骨质代谢活跃，与2019年5月30日ECT比较，为新发，结合临床考虑骨转移瘤可能性大。前列腺腺癌伴神经累犯，（GLEASON分5+5=10分），考虑病情进展，于2020年5月予阿比特龙1g口服，每日1次，建议患者进一步基因检测，明确乳腺癌易感基因

(BRCA)情况,患者拒绝。2020 年 7 月出现双下肢酸痛,浙江省肿瘤医院 2020 年 7 月 6 日 MR 示:前列腺信号欠均匀;骨盆、两侧股骨上段、下腰椎多发骨转移可能。2020 年 7 月 10 日予双侧股骨转移灶放疗肿瘤吸收量(DT),25Gy/10f。2 个月余前患者感乏力,血小板 9×10^9/L,予输注血小板及重组人血小板生成素注射液(特比澳)升血小板治疗。现患者乏力,躯干部可见较多明显出血点,咳嗽咳痰,无畏寒发热,无恶心呕吐,食量较前减少 4/5,近 3 个月体重较前减少 10kg,夜寐一般,小便畅,大便秘结、色黑。查 PLT 21×10^9/L。舌淡苔白腻,脉沉细弱。

西医诊断:前列腺恶性肿瘤,血小板减少症。

中医诊断:虚劳(气血两虚)。

治法:益气固摄止血。

方药:归脾汤加减。

麸炒白术 30g	党　参 30g	黄　芪 15g	当　归 15g
甘　草 9g	茯　苓 15g	远　志 15g	酸枣仁 15g
木　香 9g	龙眼肉 15g	山　药 30g	炒白芍 12g
五味子 9g	生　姜 9g	大　枣 9g	

煎服法:7 剂,水煎温服。

外治:①后背部结节刺血拔罐;②膈俞、血海、气海温和灸 30 分钟以上。

上述方药服 7 剂,配合外治法,同时收住入院治疗。

第九节　泄　泻

泄泻是以大便次数增多,便质稀溏或完谷不化甚至如水样为主症的病证,也称"腹泻"。基本病机是脾虚湿盛,肠道分清泌浊、传化功能失常,脾失健运是关键。

【辨证治疗】

一、暴泻

1. 寒湿内盛

临床表现:泄泻清稀,甚则如水样,腹痛肠鸣,或兼恶寒;舌苔白或白腻,脉濡缓。

治法：疏风散寒，和中化湿。

处方：天枢（双侧）、大横（双侧）、上巨虚（双侧）、关元、水分。

刺灸方法：天枢直刺 1~1.5 寸，大横直刺 1~1.5 寸，上巨虚直刺 1~2 寸，关元穴直刺 1~1.5 寸，水分穴直刺 0.5~1 寸，行平补平泻法，留针 20 分钟，留针期间行针 2~3 次。针刺结束后再用艾条灸水分穴，雀啄灸 15 分钟，以局部皮肤潮红为度。

疗程：每日针刺、艾灸 1 次，7 日为 1 疗程。

方解：天枢为大肠募穴，调和肠胃气机，调理脾胃，调肠以止泻。大横属足太阴脾经，乃足太阴、阴维之会，温中散寒，调理肠胃，是治疗泄泻的常用穴。上巨虚为大肠的下合穴，有通肠化滞、理脾和胃、疏经调气的作用。关元是小肠的募穴，有培肾固本、补气回阳、清热利湿的作用。水分穴具有健脾胃、通调水道、理气止痛的功效。诸穴配合共奏疏风散寒、和中化湿之功。

2. 湿热中阻

临床表现：泻下急迫，或泻而不爽，粪色黄褐臭秽，肛门灼热；舌质红，苔黄腻，脉滑数或濡数。

治法：清热利湿，调和肠胃。

处方：合谷（双侧）、内庭（双侧）、曲池（双侧）。

刺灸方法：合谷直刺 0.5~1 寸，内庭斜刺 0.5~0.8 寸，曲池直刺 1~1.5 寸，行提插或捻转泻法，留针 15 分钟，留针期间行针 2~3 次。针刺结束后，曲池拔罐 15 分钟。

疗程：每日针刺 1 次，7 日为 1 疗程。

方解：合谷为手阳明大肠经的原穴，具有通经活络、清热的作用。内庭为足阳明胃经五输穴之荥穴，有和胃降逆、通肠化滞、清胃热的作用。曲池属于手阳明大肠经之合穴，行气活血，清热燥湿。同名经穴位相配，清热利湿，调和肠胃。

3. 食滞肠胃

临床表现：泻下粪便臭如败卵。泻后痛减，脘腹胀满，嗳腐酸臭；舌红苔垢浊或厚腻，脉滑。

治法：消食导滞，调和肠胃。

处方：中脘、建里、足三里（双侧）、天枢（双侧）。

刺灸方法：中脘、建里直刺 0.5~1 寸，足三里直刺 1~2 寸，天枢直刺 1~1.5 寸，行泻法，留针 20 分钟，留针期间行针 2~3 次。

疗程：每日针刺 1 次，7 日为 1 疗程。

方解：天枢见前文。胃之募穴中脘又是腑会，隶属于任脉，具有健脾和胃的作用，是治疗消化系统疾病的效穴。建里穴隶属于任脉，有健脾理气、和胃消积作用。足三里为足阳明胃经五输穴的合穴，有健脾和胃、泄胃热、降胃气的作用。

二、久泄

1. 肝气乘脾

临床表现：多因抑郁恼怒、情绪紧张而引发泄泻，腹痛攻窜，或伴胸胁胀闷，肠鸣矢气；舌淡红，脉弦。

治法：疏肝理气，健脾止泻。

处方：脾俞（双侧）、肝俞（双侧）、期门（双侧）、太冲（双侧）。

刺灸方法：脾俞斜刺 0.5~0.8 寸，肝俞斜刺 0.5~0.8 寸，期门斜刺 0.5~0.8 寸，太冲直刺 0.5~0.8 寸，行平补平泻法，留针 20 分钟，留针期间行针 2~3 次。

疗程：每日针刺 1 次，7 日为 1 疗程。

方解：脾俞是脾的背俞穴，有健脾和胃、利湿升清的功效作用。肝俞是肝的背俞穴，具有疏肝利胆的功效。期门是肝的募穴，是足太阴脾经、足厥阴肝经、阴维脉的交会穴，具有健脾疏肝的功效。太冲是足厥阴肝经的原穴和五输穴的输穴，为肝经的通道所在，原气所居之处，有疏肝理气、通络和血之功。本证重在疏肝，俞募原穴配合加强疏肝理气，肝疏自不乘脾，脾俞健脾扶脾，防肝乘脾。

2. 脾胃虚弱

临床表现：大便时溏时泻，稍进油腻食物则大便溏稀，次数增加，或完谷不化；舌质淡，苔白，脉细弱。

治法：健脾益气，化湿止泻。

处方：脾俞（双侧）、胃俞（双侧）、足三里（双侧）、神阙。

刺灸方法：①隔盐灸：取适量大青盐填敷于脐部神阙穴，上置艾炷施灸，3~7壮。②艾条灸足三里、脾俞、胃俞穴，温和灸 30 分钟，以局部皮肤潮红为度。

疗程：每日艾灸 1 次，7 日为 1 疗程。

方解：脾俞、足三里见前文。胃俞是胃的背俞穴，有和胃调中、祛湿消积的作用。神阙穴属任脉，有回阳固脱、健运脾胃等作用。诸穴合用有健脾益气、化湿止泻之功。

3. 肾阳虚衰

临床表现：黎明前腹部作痛，肠鸣即泻，泻后痛减，完谷不化，腹部喜暖喜按;舌淡苔白,脉沉细。

治法:温肾健脾,固涩止泻。

处方:神阙、肾俞、关元、命门

刺灸方法:①附子饼灸:将附子研成细末,以黄酒调和,做成直径约3cm、厚约0.8cm的附子饼,中间留一小孔或用针刺数孔,将艾炷置于附子饼上,放在神阙穴处,点燃施灸,每次3~9壮,用阳数为宜。②艾条灸肾俞、关元、命门穴,温和灸30分钟,以局部皮肤潮红为度。

疗程:每日艾灸1次,7日为1疗程。

方解:神阙、关元见前文。肾俞穴是肾背俞穴,有益肾固精助阳、清热利湿、调肾气之功。命门穴有培元补肾、强健腰脊作用。诸穴共奏温肾健脾、固涩止泻之功。

【注意事项】

1. 针灸治疗泄泻有显著疗效。若急性胃肠炎或溃疡性结肠炎等因腹泻频繁而出现脱水现象者,应适当配合输液治疗。

2. 治疗期间应注意清淡饮食,忌食生冷、辛辣、油腻之品,注意饮食卫生。

【医案】

案例1

张某,女,43岁,2018年10月15日初诊。患者大便溏泻偶伴腹痛14年,近2个月加重。14年前患者因忧思劳累、饮食不节出现食后腹痛,大便溏泻,尤以进食油腻甚,有时大便一日数行,食欲不振。2个月前,偶食油腻,旧症又发,多处医治无效,来求陈卫建教授诊治。患者形体消瘦,呈疲倦面容,腹胀;舌红,苔白微腻,脉沉细。

辨证:饮食不节,脾失运化,大肠传导失司,发为泻泄。

取穴:天枢(双侧)、曲池(双侧)、上巨虚(双侧)、大横(双侧)、水道(双侧)、归来(双侧)。

操作手法:天枢直刺1~1.5寸,大横直刺1~2寸,水道直刺1~1.5寸,归来直刺1~1.5寸,曲池直刺1~1.5寸,行提插捻转泻法,上巨虚直刺1~2寸,行提插补法,留针20分钟,留针期间行针2~3次。针刺结束后再用艾条灸天枢,温和灸30分钟,以局部皮肤潮红为度。

疗程:每日针刺、艾灸1次,7日为1疗程。

方解:天枢、曲池、上巨虚见前文。大横属足太阴脾经,乃足太阴、阴维之会,温中散寒,调理肠胃,是治疗泄泻的常用穴。水道有利水消肿止泻的作用,归来传输胃经下行经水,去除糟粕,以免闭门留寇。

治疗1周后,腹痛消失;3周后,大便成形;4周后,大便由饭后即排改为日1行;6周后,食欲正常。经2个月治疗,患者消化功能正常,体重由43kg增至58kg,可小量进食油腻而大便正常。

案例2

焦某,女,40岁,2018年11月25日初诊。患者患五更泄数年。数年前因夜间腹部受寒凉后出现五更泄,多年久治不愈,曾诊为慢性结肠炎,服用中西药物及针刺效果欠佳。刻下每晨起床后腹痛、肠鸣,即欲临厕,大便不成形,泻后轻松,腹痛、肠鸣消失,一切如常。腰痛,腹凉,喜热饮食,尿常。体瘦面黄,精神好;舌淡,苔白滑,脉沉细。

辨证:脾肾不足,阳气亏虚。治疗以益火温阳,调补脾肾。

取穴:长强、天枢(双侧)、气海。

操作方法:长强直刺1~2分,天枢直刺2~5分,气海直刺2~5分,行速刺法。

疗程:每隔3日火针针刺1次,5次为1疗程。

针5次后患者诉肠鸣、腹痛减轻,晨起临厕已不急迫,大便溏稀似有好转。针10次后患者诉大便情况已明显改善,腰痛、腹凉等症均有好转。原法原穴不变,巩固治疗。

按语:泄泻是临床常见疾病,针灸对其有一定的临床疗效,尤其在缓解疼痛方面见效迅速。泄泻常因外邪侵袭、饮食所伤、情志失调、劳倦内伤等而发病。基本病机变化为脾虚湿盛,也与肝、肾有关。泄泻病性有虚实之分,实证多因湿盛伤脾或饮食伤脾,病程短,病在肠胃;虚证多见于劳倦内伤、大病久病之后,或他脏及脾,病程长,病在下焦。临床治疗需辨寒热虚实,寒者温之,热者清之,虚者补之,实者泻之,针到泻止。

第十节　便　秘

便秘,是以大便排出困难,排便周期延长,或周期不长,但粪质干结,排出艰难,或粪质不硬,虽频有便意,但排便不畅为主要表现的病证。基本病机为邪滞大肠,腑气闭塞不通,或肠失温润,推动无力,导致大肠传导功能失常。

【证候分型】

一、实秘

1. 热秘

临床表现:大便干结,腹胀或痛,口干,或有身热,小便短赤;舌质红,苔黄燥,脉滑数。

治法:清热保津,通腑利便。

处方:上巨虚(双侧)、合谷(双侧)、内庭(双侧)、曲池(双侧)。

刺灸方法:上巨虚直刺 1~2 寸,内庭斜刺 0.5~0.8 寸,合谷直刺 0.5~1 寸,曲池直刺 1~1.5 寸,行捻转或提插泻法,留针 20 分钟,留针期间行针 2~3 次。

中药外治:大承气汤煎汤灌肠。协助患者取左侧卧位,双膝屈曲,不能自我控制排便的患者可取仰卧位,臀下垫便盆。将灌肠袋挂于输液架上,调节好压力,(液面高于肛门 40~60cm)连接肛管,润滑肛管前段。排尽管内空气,夹管。左手垫卫生纸分开臀裂,显露肛门口,嘱患者深呼吸,右手持肛管轻轻插入直肠 7~10cm。固定肛管,开放管夹,使溶液缓慢流入。

疗程:每日针刺 1 次,7 日为 1 疗程。每日灌肠 1 次,5 日为 1 疗程。

方解:上巨虚为大肠的下合穴,有通肠化滞、理脾和胃、疏经调气的作用。合谷为手阳明大肠经的原穴,具有通经活络、清热通便的作用。内庭为足阳明胃经五输穴之荥穴,有和胃降逆、通肠化滞、清热的作用。曲池属于手阳明大肠经之合穴,行气活血、通调经络的作用较强,此外曲池具有清热泻火作用。

大承气汤组成为大黄、芒硝、枳实、厚朴,方中用大黄苦寒泄热,祛瘀通便,荡涤肠胃邪热积滞,消除致病之因,为君药。然大黄苦寒,长于泻下攻积,而软坚之力欠佳,故以芒硝咸寒泄热,软坚润燥通便,为臣药。两者相须为用,则峻下热结之力增强。积滞内阻,致使腑气不行,故用厚朴苦温下气,除满消胀,枳实苦辛破结,导滞消痞,两药行气导滞,消痞除满,助大黄、芒硝推荡积滞,攻下热结。四药相合,既有大黄、芒硝泻下通便,以治燥实,又有厚朴、枳实行气散结,以治痞满。泻下行气并重,共奏峻下热结之功。六腑以通为用,胃气以下降为顺,本方峻下热结,灌肠亦有良效。

2. 气秘

临床表现:大便干结,或不甚干结,欲便不得出,或便后不爽,肠鸣矢气,嗳气频作;舌淡苔薄腻,脉弦。

治法：调理气机，通腑利便。

处方：太冲（双侧）、支沟（双侧）、天枢（双侧）、上巨虚（双侧）。

刺灸方法：①太冲直刺 0.5~0.8 寸，支沟直刺 0.5~1 寸，上巨虚直刺 1~2 寸，天枢直刺 1~1.5 寸，行泻法，留针 15 分钟，留针期间行针 2~3 次。②摩腹：坐或卧式，闭目内视腹部，自然呼吸，双手叠掌置脐下腹部，以脐为中心，顺时针按摩 20 分钟。

疗程：每日针刺 1 次，7 日为 1 疗程。摩腹每日 2~3 次，15 日为 1 疗程。

方解：上巨虚见前文。太冲是足厥阴肝经的原穴和五输穴的输穴，为肝经原气所居之处，有疏肝理气、通络和血之功。支沟是手少阳三焦经五输穴的经穴，有清利三焦、通腑降逆的功效。天枢为大肠募穴，调和肠胃气机、调理脾胃。天枢、支沟是治疗便秘的对穴。

3. 冷秘

临床表现：大便艰涩，腹痛拘急，胀满拒按，手足不温；舌暗苔白腻，脉弦紧。

治法：补肾助阳。

处方：神阙、关元、肾俞（双侧）、命门。

治法：①关元穴直刺 1~1.5 寸，肾俞直刺 0.5~1 寸，命门直刺 0.5~1 寸，行补法，留针 20 分钟，留针期间行针 2~3 次。针刺结束后再用艾条灸关元、肾俞、命门，温和灸 30 分钟，以局部皮肤潮红为度。②隔盐灸：用大青盐或附子饼填敷于脐部神阙穴，上置大艾炷施灸，3~7 壮，取阳数为佳。

疗程：每日针刺 1 次，7 日为 1 疗程。每日艾灸 1 次，7 日为 1 疗程。

方解：神阙穴属任脉，有回阳固脱、健运脾胃等作用。关元是小肠的募穴，有培肾固本、补气回阳作用。肾俞穴为肾背俞穴，有益肾固精、助阳散寒之功。命门穴有培元补肾、温里散寒作用。针刺结束再用隔药灸加强温里散寒之功。

二、虚秘

1. 气虚秘

临床表现：大便干或不干，虽有便意，但排出困难，用力努挣则汗出短气，便后乏力；舌淡苔白，脉弱。

治法：健脾益气，兼以通便。

处方：脾俞（双侧）、气海（双侧）、天枢（双侧）、支沟（双侧）。

刺灸方法：①脾俞斜刺 0.5~0.8 寸，气海穴直刺 1 寸，天枢直刺 1~1.5 寸，支沟直刺 0.5~1.0 寸，行补法，留针 20 分钟，留针期间行针 2~3 次。②脾俞、气海、天枢针刺后，施温和灸 30 分钟。③摩腹：坐或卧式，闭目内视腹部，自然呼吸，双手叠掌置脐下腹部,以脐为中心,顺时针按摩 30 分钟。

疗程:每日针刺 1 次,7 日为 1 疗程。每日艾灸 1 次,7 日为 1 疗程。每日摩腹 2~3 次,15 日为 1 疗程。

方解:脾俞是脾的背俞穴,有健脾益气等作用。气海为任脉经穴,可益气温阳,调一身元气。天枢为大肠募穴,调和肠胃气机、调理脾胃。支沟是手少阳三焦经五输穴的经穴,有通腑降逆之功效,与天枢搭配,是治疗便秘的要穴。

2. 血虚秘

临床表现:大便干结,面色无华,心悸气短,口唇色淡;舌淡苔少,脉细。

治法:养血滋阴,润燥通便。

处方:脾俞(双侧)、三阴交(双侧)、血海(双侧)。

刺灸方法:脾俞斜刺 0.5~0.8 寸,行补法,留针 20 分钟,留针期间行针 2~3 次。三阴交直刺 1~1.5 寸,行补法,留针 30 分钟。血海直刺 1~1.5 寸,行补法,留针 30 分钟。针刺结束后再用艾条灸脾俞、三阴交、血海,温和灸 15 分钟,以局部皮肤潮红为度。

疗程:每日针刺、艾灸各 1 次,7 日为 1 疗程。

方解:脾俞、三阴交见前文。血海为四海之一,有养血润燥的作用,三穴同用养血滋阴,润燥通便。

3. 阴虚秘

临床表现:大便干结,形体消瘦,两颧红赤,潮热盗汗;舌红少苔,脉细数。

治法:滋阴润燥通便。

处方:足三里(双侧)、三阴交(双侧)、照海(双侧)。

刺灸方法:足三里直刺 1~2 寸,三阴交直刺 1~1.5 寸,照海直刺 0.5~1 寸,行补法,留针 30 分钟。

疗程:每日针刺 1 次,7 日为 1 疗程。

方解:三阴交见前文。足三里为足阳明胃经五输穴的合穴,有健脾和胃的作用。照海属足少阴肾经,为八脉交会穴之一,具有滋阴清热的功效。

此外,还可以自制蜜煎导纳肛,具体做法如下:取蜂蜜 50g,倒入锅里用文火加热并搅动,加热至蜂蜜可以挂旗,关火冷却片刻,戴橡胶手套迅速搓成小拇指粗细的棒状,再切成 3cm 左右的栓剂以备用,每日 1 次。

4. 阳虚秘

临床表现:大便干或不干,排出困难,小便清长,四肢不温,腹中冷痛;舌淡苔白,脉沉迟。

治法:补肾健脾,助阳温通。

处方:命门、肾俞(双侧)、脾俞(双侧)、天枢(双侧)。

刺灸方法:①命门直刺1寸,肾俞直刺0.5~1寸,脾俞斜刺0.5~0.8寸,天枢直刺1~1.5寸,行补法,留针15分钟,留针期间行针2~3次。针刺结束后再用艾条灸脾俞、肾俞、命门,温和灸30分钟,以局部皮肤潮红为度。②隔附子饼灸:将附子研成细末,以黄酒调和,做成直径约3cm、厚约0.8cm的附子饼,中间留一小孔或用针刺数孔,将艾炷置于附子饼上,放在命门穴处,点燃施灸,每次3~7壮。

疗程:每日针刺、艾灸1次,7日为1疗程。

方解见前文,不再赘述。

【其他治疗】

耳针法大肠、直肠、交感、皮质下,埋针法或压豆法,每日按揉3~4次。

【注意事项】

1. 针灸对功能性便秘有较好疗效,如经治疗多次而无效者须查明原因。

2. 平时应坚持体育锻炼,多食蔬菜及粗纤维食物,养成定时排便习惯,少食寒凉及生冷、黏腻之品。

【医案】

案例1

孔某,男,30岁,工人。2020年6月30日就诊,患者2年前因嗜食辣椒,大便秘结,常三四天排便1次,排出费力,伴头痛头胀,恶心。刻下腹部胀满,脐周围压痛;舌质红,苔黄燥,脉数有力。

辨证属因频食辛辣,阳明积热,耗伤阴津,大肠失润,腑气不通。治宜清热保津,泄热通便。

取穴:大肠俞(双侧)、天枢(双侧)、曲池(双侧)、上巨虚(双侧)。

操作方法:大肠俞直刺0.8~1.2寸,行泻法,使针感传到腹部,不留针;天枢直刺1~1.5寸,行泻法,使针感传到会阴部,曲池直刺1~1.5寸,行泻法,使凉感传到手指,上巨虚直刺1~2寸,行泻法,使针感传到足趾,留针30分钟。

疗程:每日针刺1次,7日为1疗程。

方义:天枢、曲池、上巨虚见前文。大肠俞为大肠之背俞穴,有疏调肠腑、理气化滞的作用,为治疗大肠腑病的重要腧穴。

起针后40分钟即排便,但便干硬,外夹有水液。每日针1次,连针5次后,大便通畅,头痛、恶心等症也随之消失,随访 3 个月未复发。

秦某,男,68 岁,2015 年 8 月 5 日初诊。患者便秘 2 年余,每 4~5 日 1 行,大便不爽或干燥,解后常感意犹未尽。刻下脘腹胀满,气短,动则尤甚,眩晕乏力,舌淡胖有齿痕,舌苔薄白,脉缓无力。

西医诊断:便秘。

中医诊断:便秘,证属气虚秘。

治法:益气通便。

方药:苓桂术甘汤加减。

云　苓 20g	炒白术 20g	桂　枝 9g
甘　草 8g	枳　实 10g	川　芎 8g
白　芍 20g		

煎服法:14 剂,水煎,分 2 次服,每日 1 剂。

方解:本方重用甘淡之茯苓为君,健脾渗湿,既能消除已聚之痰饮,又善平饮邪之上逆。桂枝为臣,功能温阳化气,平冲降逆。苓、桂相合为温阳化气、利水平冲之常用组合。白术为佐,功能健脾燥湿,苓、术相须,为健脾祛湿的常用组合,在此体现了治生痰之源以治本之意;桂、术同用,也是温阳健脾的常用组合。炙甘草用于本方,其用有三:一可合桂枝以辛甘化阳,以襄助温补中阳之力;二可合白术益气健脾,崇土以利制水;三可调和诸药,功兼佐使之用。白芍补血敛阴和营,川芎活血行气开郁,二物相配,补中有通,滋阴不腻,温而不燥,阴阳调和,使营血恢复。枳实行气导滞,下气破结,消痞除满。

外治:针刺脾俞、气海、天枢、支沟,每日 1 次。针刺结束后艾灸气海穴 30 分钟,每日 1 次。

患者服上方 3 剂后便通胀减,仍以原方服 12 剂,配合外治法,诸症悉除,乃去川芎、甘草,再进 7 剂巩固之。随访半年未复发。

按语:便秘临床辨证虽较复杂,但不外虚实两类。实证有热结、气滞、寒积,虚证有气虚、血虚、阴虚和阳虚,总由大肠传导失职而成。其病位在大肠,又常与脾、胃、肺、肝、肾等脏腑有关。在治法上实证予通泻,虚证予滋补。属热结者宜泄热通腑,气滞者宜行气导滞,寒积者宜散寒通里,气虚者宜益气润肠,血虚者宜养血润燥,阴虚者宜滋阴润下,阳虚者宜温阳通便。上述各证,有时单独可见,有时相兼并见,辨证时不可忽略。如气虚和血虚便秘,往往相兼出现,治疗时,应根据气血偏虚轻重,采用益气养血,润肠通便之法。气虚而兼阳虚者,宜益气润肠,佐以温阳通便之法。血虚而兼燥热者,则宜养血润燥,佐以泄热通腑之法。故临证时应慎审其因,详辨其病,权衡轻重主次,灵活变通治疗。针灸治疗单纯性便秘效果较好。患者应注意改变偏食习惯,减少寒凉生冷之品,进行适当的体育锻炼,养成定时排便的习惯。

57检